하루 —— 5분
탈무드태교동화

하루 5분
탈무드태교동화

지혜를 나누는 엄마 아빠 · 마음이 자라는 아이

정홍 글 | 애슝 그림

위즈덤하우스

프롤로그 아기를 위한 또 하나의 여백 • 008

1
CHAPTER

마음을 여는 이야기

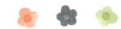

사 람 이 고 마 워 서 • 행복, 작은 일에도 감사함을 느끼는 마음 • 012

요 셉 의 재 산 • 나눔, 사람의 밭에서 온정을 거두어들이는 일 • 020

생 쥐 와 순 례 자 • 사랑, 미련해서 힘이 센 것 • 030

추 억 의 포 도 밭 • 추억, 사람의 맛과 향을 좌우하는 특별한 순간들 • 038

세 친 구 • 선행, 결국은 내 손을 잡아줄 단 하나의 친구 • 048

높 은 탑 에 갇 힌 공 주 • 만남, 삶이 바뀌는 아름다운 지점 • 056

농 부 의 궁 전 • 만족, 지금부터 조금씩 나아지겠다는 마음의 약속 • 066

나 그 네 의 운 • 평온, 기쁨과 슬픔에 출렁이지 않는 마음의 호수 • 074

마 음 의 주 인 • 다짐, 마음이 향하는 곳을 미리 봐두는 것 • 084

2
CHAPTER

생각을 키우는 이야기

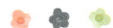

무인도에서 있었던 일 • 자유, 언제든 원하는 마음을 선택하는 것 • 094

해적의 보물 • 지식, 마음먹기에 따라 얼마든지 가질 수 있는 재산 • 106

쓸모없는 것들의 고마움 • 존중, 서로의 숨은 가치를 찾는 것 • 116

전설의 약초 • 여유, 이성이 뒤따라오기를 기다리는 것 • 124

꼭 물어봐야 할 것 • 성찰, 발자국이 어디로 향하는지 살펴보는 것 • 132

세 명의 나그네 • 복, 지금보다 언젠가를 위해 선행을 쌓아가는 것 • 140

어느 학자의 눈물 • 후회, 덜 채워진 하루를 되돌아보는 시간 • 148

도시 영감, 시골 젊은이 • 지혜, 마음을 헤아리는 꾀 • 156

아름다운 무인도 • 균형, 가야 할 곳을 향해 나아가는 행복한 여행법 • 164

3
CHAPTER

영혼을 밝혀주는 이야기

어떤 선물 • 믿음, 마음 깊이 뿌리를 내리는 일 • 176

아버지와 아들 • 가족, 서로의 잠을 지키는 사람들 • 184

그 겨울 칠장이 노인 • 배려, 사람과 사람 사이의 틈을 메우는 마음 • 196

나무 이야기 • 친절, 세상에 은총을 내리는 일 • 206

어릿광대 • 공감, 낮은 데로 흐르는 마음의 주파수 • 218

막내의 마법 • 진심, 가장 소중한 사람을 만났다는 뜻 • 228

시인과 공주 • 아름다움, 깊은 곳에서 우러나와 멀리 오래 퍼지는 향기 • 238

성자를 기다리며 • 성숙, 기다림 끝에 자신을 만나는 일 • 248

황제의 열매 • 꿈, 행동이 생각을 업고 걷는 것 • 256

프롤로그

아기를 위한 또 하나의 여백

　탈무드는 여백의 책이라고 합니다.
　이야기를 한 번 읽는 데 그치지 않고, 자기만의 상상과 해석으로 그 여백을 채운다는 뜻입니다. 그래서 탈무드에 실린 한 편, 한 편의 이야기들은 지금도 수많은 의미를 낳고 있습니다.

　소중한 생명을 품고 계신 분을 생각하며 저도 나름의 여백을 채워봤습니다.
　익숙한 이야기들을 살짝 바꿔보기도 하고, 두세 개의 이야기를 하나로 합쳐보기도 했습니다. 너무 교훈적인 의미에만 충실하기보다는 행간에 숨어 있는 마음의 흐름을 따라가고 싶었습니다. 그러는 동안 새삼 깨달았습니다.

'탈무드는 태교하기에 참 좋은 책이구나.'
　얼마든지 상상력을 넓힐 수 있고, 독자의 시선과 생각에 따라 매번 또 다른 의미를 찾을 수 있으니까요.

　이제 여러분께 또 다른 여백을 드립니다.
　이제 곧 태어날 아기들을 위한 여백입니다.
　부모와 아기가 서로 마음을 주고받으며 조금씩 그 여백을 채워보세요.

— 정홍

살면서 진심을 다했던 순간들은 사라지지 않습니다.
사람의 진심이 지나간 자리에 이야기가 남습니다.
그 이야기들은 다시 누군가의 마음을 찾아갑니다.
똑똑, 문을 열고 들어가 그 사람의 진심과 어우러집니다.
그렇게 또 다른 이야기가 만들어집니다.
이야기가 자랄수록 마음은 점점 넓고 깊어집니다.

1
CHAPTER

마음을
여는
이야기

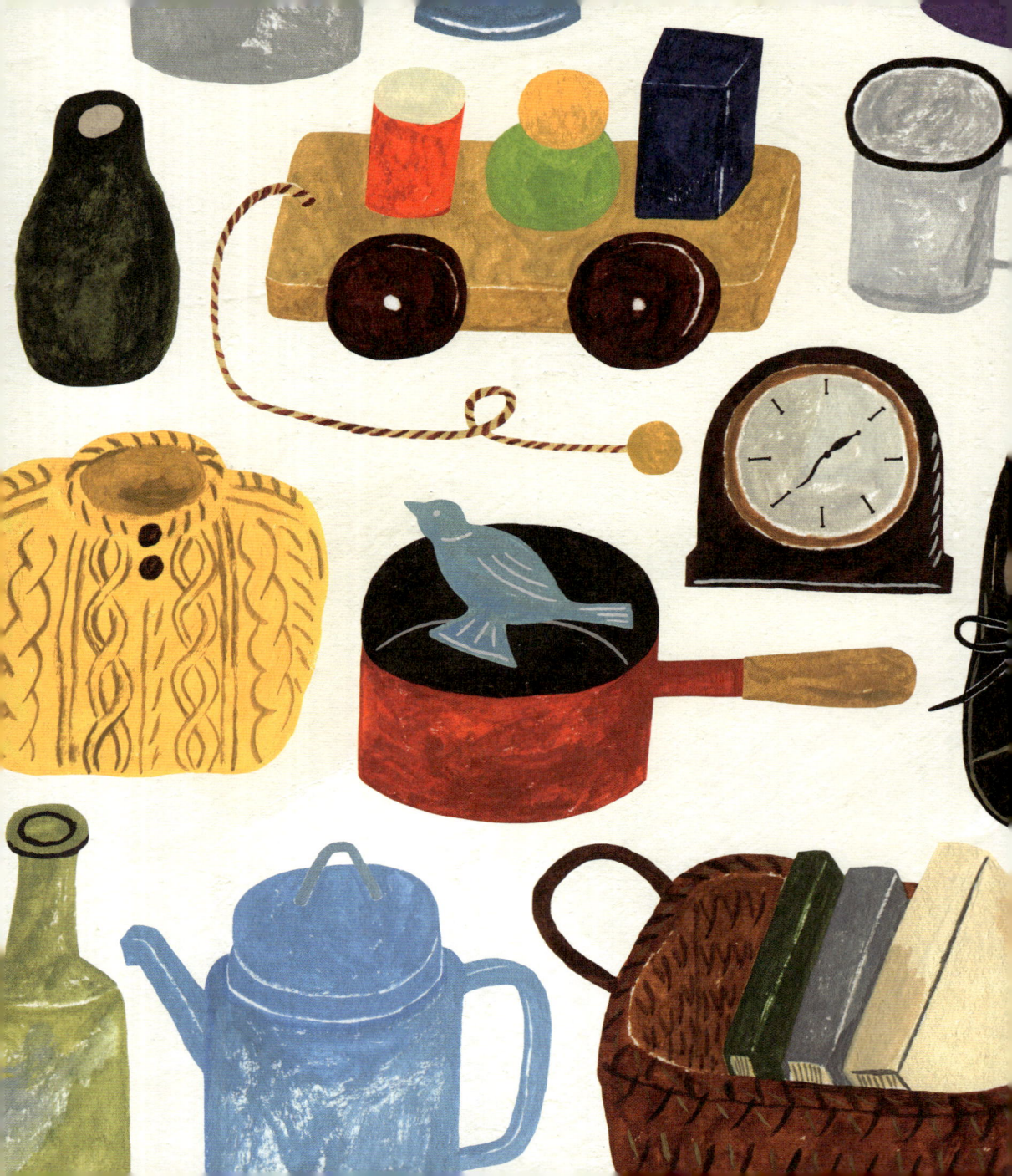

사람이 고마워서

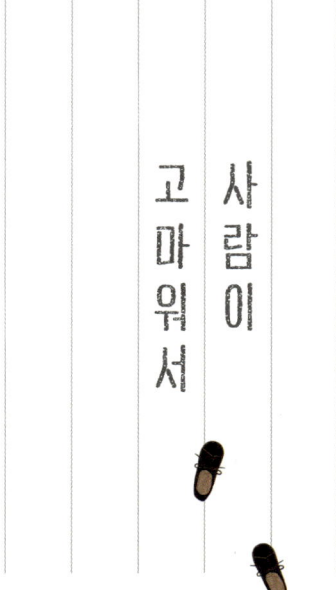

온종일 쓰레기를 주우며 살아가는 넝마주이가 있었습니다.

어깨에 바구니를 메고, 한 손에는 기다란 집게를 든 채 날마다 이 마을 저 마을 부지런히 뒤지고 다닙니다.

커다란 바구니에는 헌 옷이며 찌그러진 깡통, 깨진 유리병, 먹다 버린 빵 조각 따위가 수북이 담겨 있습니다.

해가 지면 넝마주이는 마을 변두리에 있는 움막으로 돌아와 바구니에 든 물건들을 와르르 쏟아냅니다.

그러고는 희미한 등불 아래 앉아 깨지고 망가진 물건들을 하나하나 어루만지기 시작합니다.

망가진 장난감을 고치고, 찢어진 옷은 꿰매고, 찌그러진 깡통은 망치로 두드려 펴서 다시 말끔하게 만들어놓습니다.

날이 밝으면 넝마주이는 고친 물건들을 바구니에 가득 담아 들고 마을로 향합니다.

그리고 사람들이 오가는 길가에 물건들을 가지런히 진열해놓고는 다시 쓰레기를 주우러 다닙니다.

진열된 물건들 앞에는 이런 팻말이 놓여 있습니다.

'아직 할 일이 많은 물건들입니다. 필요한 분은 가져다 쓰세요.'

길을 가던 사람들이 잠시 기웃거리다 각자 필요한 물건을 하나둘씩 가져갑니다. 고맙다는 표시로 빵이나 과일을 놔두고 가는 이들도 있습니다.

넝마주이는 매일매일 이렇게 삽니다.

쓰레기장으로 실려 가 영원히 사라질 물건들을 좀더 살게 해주는 것이 넝마주이가 하는 일이지요.

"왜 이런 일을 하세요?"

하루는 호기심 많은 젊은이 하나가 넝마주이에게 물었습니다.

넝마주이는 누가 먹다 버린 빵 조각을 새들에게 떼어주며 그냥 웃기만 했습니다. 젊은이가 다시 물었습니다.

그러자 넝마주이는 빵 조각을 떼며 이렇게 되물었습니다.

"이 세상 최초의 사람은 어떻게 살았을까?"

"예?"

"사람이라고는 자기 혼자밖에 없었던 그때, 빵 하나를 얻기 위해서 그는 얼마만큼 일해야 했을까?"

"글쎄요."

"……우선 땅부터 일궈야 했겠지. 그리고 씨앗을 뿌리고 물을 주었을 거야. 곡식이 자라면 혼자서 다 거두어들인 다음 햇볕에 잘 말리고, 하나하나 빻아서 가루를 만들었겠지. 그 가루로 반죽을 만들고 불에 구워 간신히 빵 하나를 얻을 수 있었을 걸세. 이렇게 빵을 얻기까지 도대체 몇 가지 일을 해야 했을까? 아무튼 그 수많은 과정을 혼자서 다 해내야만 비로소 빵 한 조각을 먹을 수 있었을 걸세."

젊은이는 넝마주이가 들고 있는 빵을 물끄러미 바라보았습니다. 넝마주이는 돌처럼 딱딱하게 굳은 빵을 잘게 부수어 새들에게 던져주었습니다.

"하지만 지금은 누구나 손쉽게 빵을 먹을 수 있지. 빵집에 가서 사기만 하면 되니까. 이게 다 사람들 덕분일세. 옛날에 혼자서 감당해야 했던 그 수많은 과정들을 이제 여러 사람들이 나누어 하기 때문에 손쉽게 빵을 먹을 수 있다네. 그러니까 이 빵 한 조각에는 이름 모를 수많은 사람들의 땀과 정성 어린 손길이 담겨 있는 셈이지. 그 고마움을 생각해서라도 빵 한 조각이 온전하게 제 몫을 다하도록 도와줘야 하지 않겠나? 한 입 베어 문 채로 버려지지 않도록 말일세."

넝마주이는 빵 부스러기를 새들에게 다 나눠준 다음 바구니에서 헌 옷을 하나 꺼냈습니다.

"이 옷도 마찬가지야. 양털을 깎아 옷감을 짜고 실로 꿰매어 입기까지 수많은 과정이 필요했겠지. 그 복잡한 과정들을 여러 사람들이 하나하나 맡아준 덕분에 우리는 편하게 옷을 사 입을 수 있다네."

바구니에는 그것 말고도 쓰다 버린 물건들이 가득했습니다.

넝마주이는 그 물건들을 하나하나 어루만지며 이야기를 계속 해나갔습니다.

젊은이는 그 물건들에서 눈을 떼지 못했습니다.

조금 전까지만 해도 한낱 쓰레기로만 보이던 물건들이 새롭게 느껴졌습니다.

넝마주이는 젊은이에게 하던 말을 마저 하기 시작했습니다.

"이 물건들 하나하나에 수많은 사람들의 시간이 스며 있다고 생각해 보게. 값진 시간들이었을 게야. 그 시간들 덕분에 우리가 꿈꾸고 누리는 시간들이 더 많아진 게지. 고맙지 않은가? 빵 한 조각을 먹을 때도, 헌 옷을 입을 때도 나는 사람이 고맙다네. 사람이 고마워서 이 물건들이 자기 몫의 쓰임새를 다할 수 있게 도와주고 싶은 거라네."

젊은이는 넝마주이 곁에 앉아 버려진 물건들을 매만지며 긴 시간을 보냈습니다.

아기에게 전하고 싶은 아름다운 가치 사전

행복, 작은 일에도 감사함을 느끼는 마음

아가야, 행복하다는 것은 고맙다는 뜻이란다.
따뜻한 차를 마시며 음악을 들을 때 행복하다면
따뜻한 차와 아름다운 음악에 감사하다는 뜻이지.
누군가의 손을 잡고 산책로를 걸을 때 행복하다면
그 사람과 고요한 산책로에 감사하다는 뜻이야.

'행복해'라는 말은 언제든 '고마워'라는 말로 바꿔도 좋아.
작은 일에도 고마워하는 사람이 행복한 사람이란다.

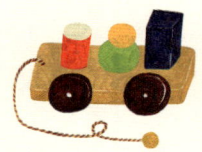

아기를 위한 여백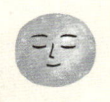

아가야, 엄마 아빠가 생각하는 행복이란 이런 거란다.

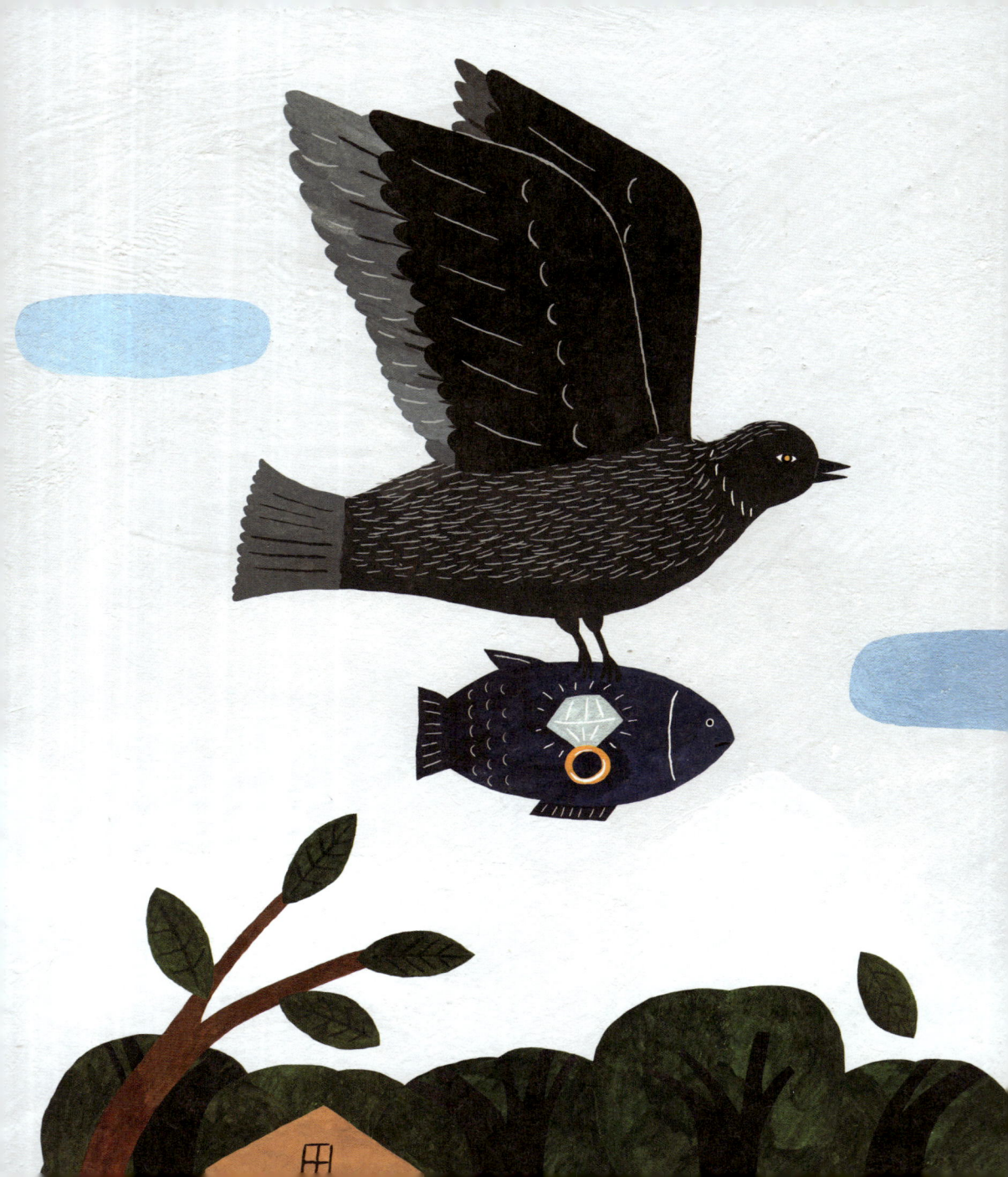

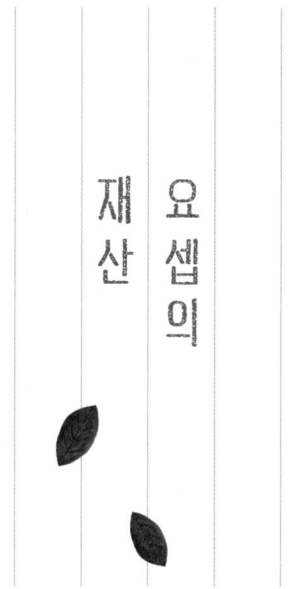

요셉의 재산

    어느 마을에 요셉이라는 젊은 농부가 아내와 함께 작은 농장을 일구며 살고 있었습니다.
    착하고 부지런하기로 소문난 부부였지만 살림살이는 늘 고만고만했습니다. 둘 다 욕심도 없는 데다 워낙 베풀기를 좋아한 탓입니다.
    그래도 해마다 가을걷이가 끝나고 나면 곳간에 곡식이 제법 쌓이곤 했습니다. 손바닥만 한 밭에서 웬 곡식이 그리도 쑥쑥 잘 자라는지 다들 부러워했습니다.

하지만 요셉의 곳간은 금세 텅 비기 일쑤였습니다.

부부가 곡식을 잔뜩 짊어지고는 사방의 가난한 이웃들을 찾아다니며 나눠주었기 때문입니다.

요셉 부부는 그런 사람들이었습니다.

"쯧쯧, 재산을 저렇게 탕진하니 평생 가난뱅이로 살 수밖에."
요셉을 비웃는 사람들도 있었습니다.

마을에서 제일 큰 농장을 가진 막스가 특히 그랬습니다.

막스와 요셉은 달라도 한참 달랐습니다.

요셉은 자기 재산을 자기 것이라 생각하지 않지만, 막스는 남의 재산도 자기 것이라 여겼습니다.

요셉이 이웃들에게 곡식을 나눠줄 때마다 막스는 꼭 자기 재산이 새어 나가는 것처럼 아까워했습니다.

사실 막스는 오래전부터 요셉의 농장을 은근히 탐내오던 터였습니다.

평수는 작아도 곡식이 무럭무럭 자라는 땅이다 보니 군침을 흘릴 법도 했습니다.

그런 어느 날 요셉의 농장에 불행이 닥쳤습니다.

폭풍이 몰아치고 우박이 쏟아지더니 물난리까지 난 것입니다.

밭은 흔적도 없이 사라지고 가축들도 죄다 쓸려가고 말았습니다.

가끔 하늘은 착하고 가난한 사람들한테만 시련을 주곤 하는데, 요셉에게도 그런 시련이 닥친 것입니다.

요셉은 순식간에 빚더미에 올라앉고 말았습니다.

그때 막스가 요셉을 찾아왔습니다.

막스는 이때다 싶어 폐허가 된 요셉의 농장을 아주 헐값에 사들였습니다. 그러고는 일꾼들을 시켜 밭을 다시 일구기 시작했습니다.

그렇게 탐내던 요셉의 농장을 드디어 손에 넣은 것입니다.

요셉 부부는 농장을 팔고 남은 돈으로 산자락에 있는 작은 밭뙈기를 겨우겨우 구해 다시 땅을 일구어 농사를 짓기 시작했습니다.

하지만 그렇게 빈털터리가 됐으면서도 먹을 게 생기면 여전히 자기들보다 더 가난한 사람들에게 나눠주었습니다.

요셉 부부는 그런 사람들이었습니다.

이듬해 어느 봄날, 웬 낯선 노파가 마을을 찾았습니다.

여기저기 떠돌아다니며 점을 봐주는 점쟁이 노파였습니다.

막스는 소문을 듣자마자 노파를 집으로 초대했습니다.
"내가 앞으로 얼마나 더 재산을 모을 수 있겠소?"
잔뜩 기대하고 있던 막스에게 노파는 상상도 못 했던 말을 들려주었습니다.
"언젠가 당신의 모든 재산을 요셉이 차지하게 되겠구려."
노파는 이 한마디만 남기고는 바람처럼 휙 사라졌습니다.

막스는 밤잠을 설치기 시작했습니다.
처음엔 콧방귀도 뀌지 않았지만 시간이 갈수록 노파가 했던 말이 머릿속을 맴도는 것이었습니다.
'그럴 리가 없어. 절대 그럴 리 없어. ……그런데 만에 하나라도 그런 일이 생기면 어떡하지?'

날마다 불안에 쫓기던 막스는 기어이 엉뚱한 짓을 저질렀습니다.
전 재산을 모두 팔아치워 값비싼 다이아몬드로 바꾼 것입니다.
그러고는 늘 쓰고 다니는 터번 속에 다이아몬드를 꼭꼭 숨겼습니다.
'이렇게 전 재산을 항상 지니고 다니면 절대로 요셉에게 빼앗길 염려는 없겠지?'
막스는 그제야 안심할 수 있었습니다.

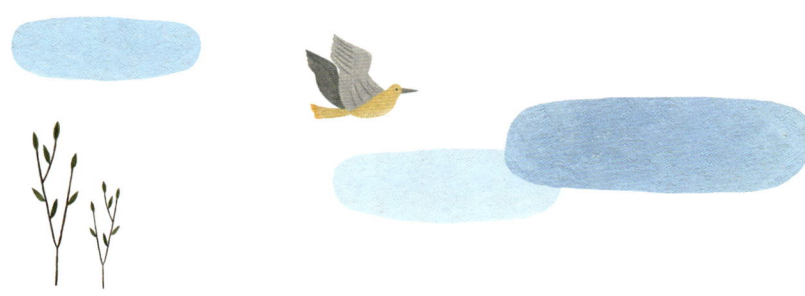

하지만 며칠 뒤 막스에게 재앙이 닥쳤습니다.
다리를 건너다 발을 헛디디는 바람에 그만 강물에 풍덩 빠져버린 것입니다.
막스는 물을 실컷 먹어가며 간신히 헤엄쳐 나왔습니다.
그런데 어찌나 심하게 발버둥 쳤는지 머리에 쓰고 있던 터번이 그만 벗겨지고 말았습니다.
"아이고, 내 터번! 아이고, 내 다이아몬드!"
막스는 저 멀리 둥실둥실 떠내려가는 터번을 보며 땅을 치고 통곡했습니다.

다이아몬드는 터번에 실려 둥둥 떠내려가다 결국 물에 잠기고 말았습니다.
그때 어디선가 물고기 한 마리가 나타나 다이아몬드를 한입에 꿀꺽

삼켜버렸습니다.

이게 끝이 아닙니다.

곧이어 하늘에서 커다란 새가 날아와 물고기를 통째로 삼켜버린 것입니다.

배가 불룩해진 새는 천천히 날아올랐습니다.

그러고는 하늘을 맴돌며 똥을 찍찍 싸대기 시작했습니다.

새똥은 바람을 타고 어디론가 훠이훠이 날아갔습니다.

그중에는 유난히 반짝거리는 새똥도 있었습니다.

이런 말도 안 되는 일들이 꼬리를 물며 이어지는 동안에도 요셉 부부는 땀을 뻘뻘 흘리며 밭을 갈고 있었습니다.

그런데 갑자기 요셉의 다리가 돌부리에 걸리는 바람에 앞으로 푹 고꾸라지고 말았습니다. 바로 그때였습니다.

흙 속에 작은 보석 하나가 반짝반짝 빛나고 있었던 것입니다.

"허 참, 별일이네."

요셉은 혼자 중얼거리며 다이아몬드에 묻은 새똥을 쓱쓱 닦아냈습니다.

"여보, 그게 뭐예요?"

저만치서 밭을 갈던 아내가 물었습니다.

"글쎄, 꼭 다이아몬드처럼 생겼는데?"
그러자 아내는 말도 안 된다며 웃었습니다.

뜻하지 않게 다이아몬드를 줍게 된 요셉 부부가 그 뒤로 어떻게 살았는지는 아무도 모릅니다.
막스처럼 부자가 되었는지, 아니면 논밭을 사들여 가난한 사람들에게 골고루 나눠주었는지…….

아기에게 전하고 싶은
아름다운 가치 사전

나눔, 사람의 밭에서 온정을 거두어들이는 일

베푸는 사람은 욕심이 많은 사람이란다.
가진 것을 나누어주는 대신
사람의 미소를 두둑히 챙겨 가지.

나눈 만큼 제 몫이 줄어도
밑진 것 없다고, 손해 보지 않았다고
바보처럼 웃는 걸 보면
그보다 더 귀한 것을 챙긴 게 아닐까?

나눔은 농사짓는 것과 같단다.
농부가 밭에서 곡식을 거두어들이듯
나눔은 사람의 밭에서 온정을 거두어들이는 일이야.
혼자보다 여럿을 꿈꾸는 어진 욕심이란다.

아기를 위한 여백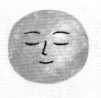

우리 마음의 곳간에도 사람의 밭에서 거두어들인 따뜻한 마음들이 있습니다.
그중에서 아기와 나누고 싶은 마음은 무엇인가요?

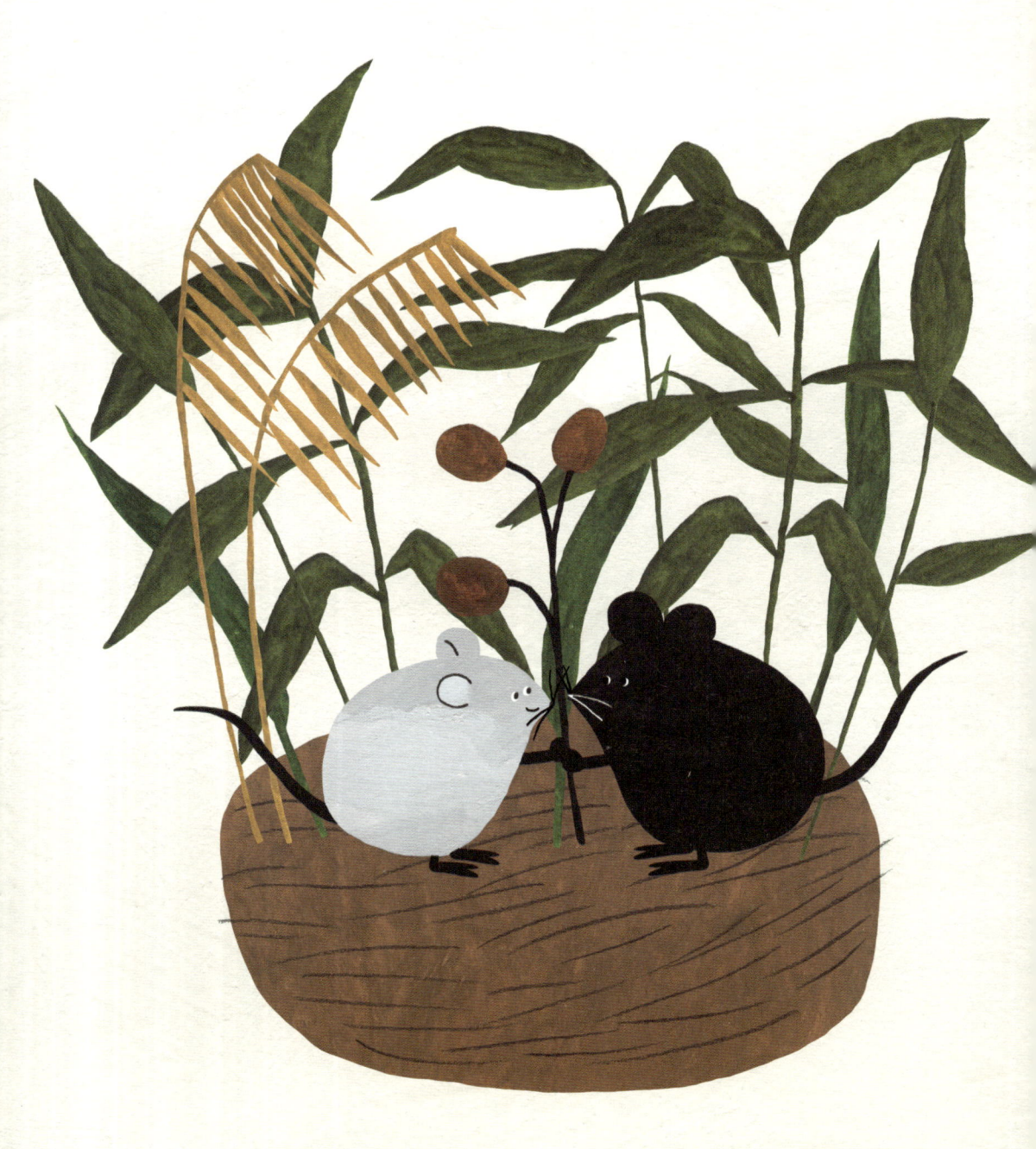

생쥐와 순례자

낮은 마음으로 길을 걷는 순례자가 있었습니다.

기도하고 걷고 한뎃잠을 자는 것이 일과의 전부였습니다.

목이 마르면 풀잎에 맺힌 이슬로 입술을 축이고, 배가 고프면 떨어진 열매로 허기를 달랬습니다.

몸을 숙이고 마음을 낮출수록 세상의 소리가 잘 들렸습니다.

바람에 흔들리는 나무가 무슨 말을 하는지, 졸졸 흐르는 시냇물이 어떤 노래를 부르는지, 순례자는 자연의 온갖 소리를 다 듣고 싶었습니다.

하루는 순례자가 길에 엎드려 기도를 하려는데 어디선가 생쥐 두 마리가 나타났습니다.
생쥐들은 숨을 곳을 찾아 헤매고 있었습니다.
그때 하늘에서 매 한 마리가 쏜살같이 내려왔습니다.
순례자는 생쥐들을 구하려고 엉겁결에 몸을 날렸습니다.
다행히 한 마리는 구했지만 나머지 한 마리는 그새 어디론가 사라지고 말았습니다.
"가엾은 것, 짝을 잃고 말았구나."
순례자는 파르르 떨고 있는 생쥐를 차마 그냥 보낼 수 없어 외투 주머니에 쏙 넣었습니다.
이때부터 생쥐와 순례자는 길동무가 되었습니다.

길 위로 구름이 흐르고 계절이 흘렀습니다.
함께 목을 축이고 허기를 달래며 길을 가는 동안 생쥐와 순례자는 잠시도 떨어질 수 없는 사이가 되었습니다.
'손바닥보다 작은 생쥐 한 마리가 이토록 귀한 벗이 되어주다니.'
하지만 언제까지고 함께 다닐 수는 없었습니다.

"얘야, 너도 이제 짝을 만나 새끼도 낳고 오손도손 살아야 하지 않겠니? 어디 한번 말해보렴. 너는 어떤 짝을 원하니?"

그날 밤 순례자는 꿈속에서 생쥐의 대답을 들었습니다.
"저는 세상에서 가장 힘이 센 신랑을 원해요."
이른 새벽, 순례자는 잠에서 깨자마자 생쥐를 데리고 높은 언덕을 찾았습니다. 그리고 해가 뜨기를 기다리며 생쥐에게 말했습니다.
"태양이야말로 세상에서 가장 힘이 센 존재란다. 이제 곧 태양이 떠오르면 부탁을 해보자꾸나."

해가 뜨자 순례자는 정성을 가득 담아 마음을 전했습니다.
'태양이시여, 이 작은 생쥐의 소원을 들어주소서. 이 아이는 세상에서 가장 힘이 센 자를 신랑으로 삼고 싶어 합니다. 그러니 온 세상을 통틀어 가장 힘이 센 분께 감히 청하옵니다.'
잠시 후 태양의 대답이 울려 퍼졌습니다.
'허나 세상에서 가장 힘이 센 자는 내가 아니다.'
'태양보다 힘이 센 자가 도대체 누구입니까?'
'구름이다. 나의 빛이 아무리 강해도 구름이 끼면 세상이 금세 어두워지지 않느냐?'

순례자는 다시 구름을 찾아가 뜻을 전했습니다.

구름이 말했습니다.

"내 비록 힘이 세다고는 하지만 바람 앞에서는 영 맥을 못 춘단 말이야. 바람은 나를 어디로든 날려버릴 수 있거든."

순례자는 생쥐를 품에 안고 바람 부는 벌판으로 향했습니다.

그러나 바람도 태양과 구름처럼 겸손하기는 마찬가지였습니다.

"내 힘이 세긴 하지. 하지만 나도 감당할 수 없는 존재가 있다네."

"대체 그게 누구입니까?"

"산이라네. 바람이 아무리 강하게 불어도 산이 떡 가로막고 있으면 맥을 출 수 없거든."

순례자와 생쥐는 조금씩 지치기 시작했습니다.

"얘야, 점점 어려워지는구나. 세상에서 가장 힘이 세다는 게 무슨 뜻인지 나도 이제 잘 모르겠다."

마침내 거대한 산과 마주한 순례자는 간절하게 뜻을 전했습니다.

"그래, 맞다. 아무리 강한 바람도 나를 무너뜨릴 수는 없지. 하지만 그렇다고 내가 세상에서 가장 강하다는 뜻은 아니야."

"그럼 또 누가 있단 말씀이십니까? 태양과 구름보다, 바람과 산보다 강한 자가 대체 누구입니까?"

산이 대답했습니다.

"생쥐란 놈이다."

"예? 생쥐라니요?"

"지금 생쥐 한 마리가 내 몸 한가운데에다 열심히 구멍을 파고 있지. 벌써 몇 년째 저러고 있는지 몰라. 언젠가 잃어버린 제 짝을 찾아 온 산을 파헤치고 있다는데 아무리 말려도 듣지 않는구먼. 내 비록 태풍에도 끄떡없는 몸이지만 저 생쥐만큼은 도저히 감당할 수가 없어."

그때 순례자의 품에 숨어 있던 생쥐가 고개를 쏙 내밀었습니다.

생쥐와 순례자의 눈이 마주쳤습니다.

"얘야, 들었니? 세상에서 가장 힘이 센 자가 누구인지."

생쥐는 고개를 끄덕였습니다.

"여태껏 네 신랑감을 찾아 너무 먼 곳을 헤맨 것 같구나. 자, 이제 가려무나. 우린 이만 여기서 헤어져야 할 것 같다."

순례자는 생쥐를 바닥에 내려주었습니다.

생쥐는 순례자의 기도를 흉내 내듯 넙죽 절을 하고는 산을 향해 쪼르르 달려가기 시작했습니다.

순례자는 생쥐가 보이지 않을 때까지 길 위에 한참을 서 있었습니다.

아기에게 전하고 싶은 아름다운 가치 사전

사랑, 미련해서 힘이 센 것

때로는 부질없어 보이고,
때로는 무모해 보이기도 해.
조금은 어리석어 보일 때도 있고,
때로는 미련해 보일 때도 있지.

그래도 쉬지 않고 우직하게
하던 일을 계속해 나간단다.
사랑이란 원래 그런 거야.
영리하기보다는,
미련하기 때문에 힘센 것이 사랑이란다.

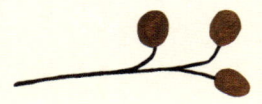

아기를 위한 여백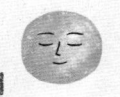

아가야, 엄마 아빠는 너를 이렇게 사랑하고 싶어.

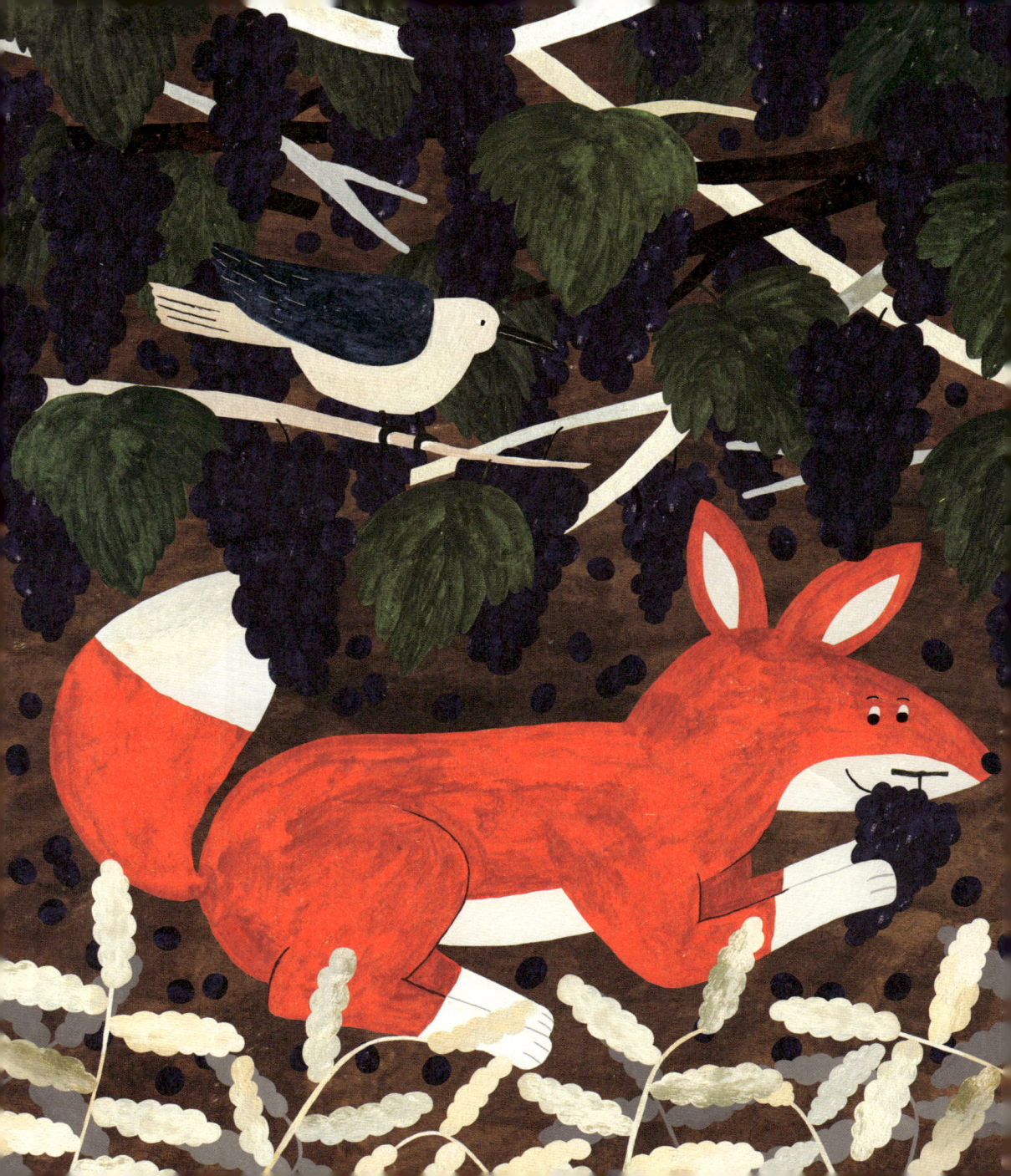

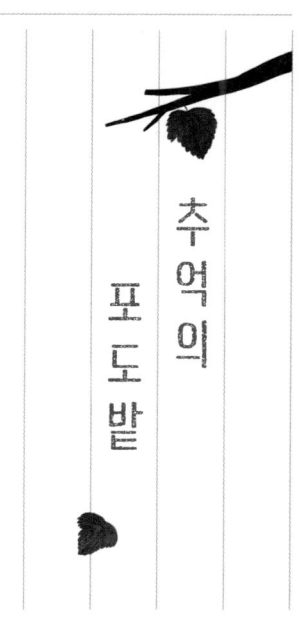

추억의 포도밭

포도밭에 한 번 들어갔다가 단박에 유명해진 여우가 있습니다.

흔히 '굶고 들어가 굶고 돌아온 어리석은 여우'라 불리곤 하죠.

몇몇 현자들은 이 여우를 빗대어 '빈손으로 왔다 빈손으로 가는 인생'을 설명하기도 합니다.

"그래, 다 맞는 얘기야."

여우는 자신을 둘러싼 이야기들을 모두 받아들였습니다.
하지만 이따금 추억에 잠길 때면 자기도 모르게 입가에 미소가 번지곤 했습니다.
세월이 흘러도 그때 그 행복한 느낌은 여전히 여우의 가슴에 남아 있었습니다.

그해 여름은 유난히도 햇살이 뜨거웠습니다.
쨍쨍 내리쬐는 태양 아래 탐스런 포도가 방울방울 참 많이도 열렸습니다.
바람이 불어올 때마다 사방이 포도 향기로 가득했습니다.
포도밭을 보는 순간 여우는 알았습니다.
'무슨 일이 있어도 나는 저 포도를 꼭 먹게 될 거야.'

포도밭은 촘촘한 가시울타리로 빙 둘러쳐져 있었습니다.
어디 한 군데라도 비집고 들어갈 틈이 없었습니다.
하지만 여우의 마음은 이미 포도밭을 휘젓고 있었습니다.
"이봐, 그만 둬. 꿈도 꾸지 마! 우리도 이미 시도해봤어."
다른 여우들은 일찌감치 포기하고 포도밭 쪽은 아예 거들떠보지도 않았습니다.

나이 든 여우들도 한마디씩 거들었습니다.
"젊은이, 괜한 욕심 부리지 말게. 세상엔 넘볼 수 없는 것도 많다네."
하지만 여우의 귀에는 아무 말도 들어오지 않았습니다.

며칠 동안 울타리 주변을 맴돌던 여우는 용케 틈 하나를 찾아냈습니다. 보일락 말락 좁디좁은 틈이었습니다.
여우는 작은 틈새로 몸을 쏙 들이밀어봤습니다. 어림도 없었습니다.
'포기할까? 아니야, 배가 조금만 더 홀쭉해지면 빠져나갈 수 있을지도 몰라.'

밤새 앉아서 생각하고 또 생각했습니다.
날이 밝을 무렵, 여우는 큰 결심을 했습니다.
배가 홀쭉해질 때까지 굶기로 한 것입니다.
참으로 쉽지 않은 결정이었습니다.

하루를 굶었습니다. 하늘이 노래졌습니다.
이틀을 굶었습니다. 돌멩이라도 삼키고 싶었습니다.
사흘을 굶었습니다. 세상이 빙빙 도는 것 같았습니다.

'더 이상 굶었다간 죽을지도 몰라.'
여우는 마지막이라는 심정으로 머리를 들이밀었습니다.
쑥 들어갔습니다.
가슴, 앞다리, 배, 뒷다리, 그리고…… 꼬리까지!
여우는 마침내 포도밭으로 들어섰습니다.
널따란 포도밭을 바라보고 있자니 아주 특별한 여우가 된 기분이었습니다.
'가시울타리 하나 통과했을 뿐인데 세상이 이토록 달라 보이다니!'

한 송이, 두 송이…….
포도를 따 먹기 시작했습니다. 정신없이 먹고 또 먹었습니다.
포도즙이 얼굴을 타고 흘러 목과 가슴까지 적셨습니다.
털이 온통 포도즙으로 끈적끈적해지고, 온몸에서 포도 향기가 났습니다.
시간이 영원히 멈춘 것 같았습니다.
여우는 나무 한 그루에 달려 있는 포도를 거의 다 먹어치우고도 성에 차지 않아 계속 먹고 또 먹었습니다.

그다음에 벌어진 일들을 떠올릴 때마다 여우는 회상을 잠시 멈추곤

했습니다.

　세상이 다 알다시피 아주 곤욕을 치렀기 때문입니다.

　실컷 먹고 이제 슬슬 돌아가려는데 배가 그만 울타리 틈에 꽉 끼어버린 것입니다.

　'아차, 그 생각을 못 했구나!'

　여우는 어쩔 수 없이 또 한 번 큰 결심을 해야만 했습니다.

　처음 들어올 때처럼 다시 쫄쫄 굶기로 한 것입니다.

　쉽지 않은 결정이었지만, 포도밭에서 평생 살 수는 없는 노릇이었습니다.

　꼬박 하루를 굶었습니다. 그럭저럭 견딜 만했습니다.

　이틀을 굶었습니다. 슬슬 배가 고파졌습니다.

　사흘을 굶었습니다. 포도송이에 자꾸 손이 가는 걸 참기가 여간 힘든 게 아니었습니다.

　그렇게 사흘을 굶은 뒤에야 여우는 간신히 구멍을 빠져나올 수 있었습니다.

　울타리 밖에는 다른 여우들이 잔뜩 모여 있었습니다.

다들 손가락질을 해대며 웃었습니다.

"쫄쫄 굶고 들어가더니 쫄쫄 굶고 나오네?"

"뭐야, 들어갈 때랑 나올 때랑 똑같잖아?"

여우는 단번에 유명해졌습니다.

'굶고 들어갔다 굶고 돌아온 어리석은 여우'라는 말도 이때 생겨난 것입니다.

나이 든 여우들도 한마디씩 거들었습니다.

"쯧쯧, 욕심에 눈이 어두워 뒷일을 미처 생각하지 못했구먼."

"따지고 보면 우리 사는 것도 다 그렇지 뭐. 빈손으로 왔다 빈손으로 가는 거 아닌감?"

여우는 아무런 대꾸도 하지 않았습니다.

그 뒤로 여우는 혼자 지내는 시간이 많아졌습니다.

틈만 나면 뒷산 언덕에 올라가 저 아래 펼쳐진 포도밭을 바라보곤 했습니다.

'내가 정말 저길 들어갔었나?'

가끔 모든 게 꿈이었나 싶기도 했습니다.

고단한 세상살이에서 잠시 벗어나 혼자만의 축제를 즐기던 한여름 낮의 꿈.

배는 다시 홀쭉해지고 날마다 또 뭔가를 먹고살아야 했지만, 그때 그 맛과 향기는 여우의 기억 속에 오래오래 남았습니다.

돌이켜보면 단지 배를 채우려고 들어간 게 아닌 것 같습니다.
어쩌면 영원히 간직할 특별한 추억을 만들고 싶었던 건 아닌지.
오랫동안 야금야금 꺼내 먹을 수 있는 자기만의 추억.
울타리를 빠져나오려고 사흘 동안 쫄쫄 굶으며 기다리던 그때, 포도밭에 드러누워 바라보던 별들을 여우는 잊을 수가 없었습니다.
별과 바람과 포도 향기에 취한 채 '살아 있다는 행복감'에 푹 젖었던 그 밤의 황홀한 기억은 고스란히 여우만의 것이었습니다.

아기에게 전하고 싶은
아름다운 가치 사전

추억, 사람의 맛과 향을 좌우하는 특별한 순간들

아가야, 아무리 배를 채워도 남는 것은 추억이란다.
추억의 모양에 따라 사람의 매력이 달라지기도 하지.
끌리는 사람은 끌리는 추억을 지니고 있거든.

바쁘게 살면서 지나쳐버린 그 향기롭고 탐스러운 포도밭들,
'언젠가는 꼭 먹어봐야지'
입맛만 다시며 미뤄놓은 나날들 속에
평생 잊지 못할 '나만의 하루'가 들어 있단다.

삶이 '시간으로 만든 요리'라면,
그 요리에 특별한 풍미를 더해주는 것이 '추억'이란다.

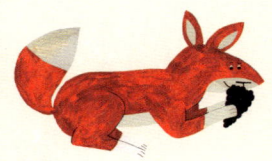

아기를 위한 여백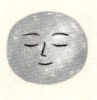

아가야, 엄마 아빠가 평생 간직하고 싶은 추억은 말이지.

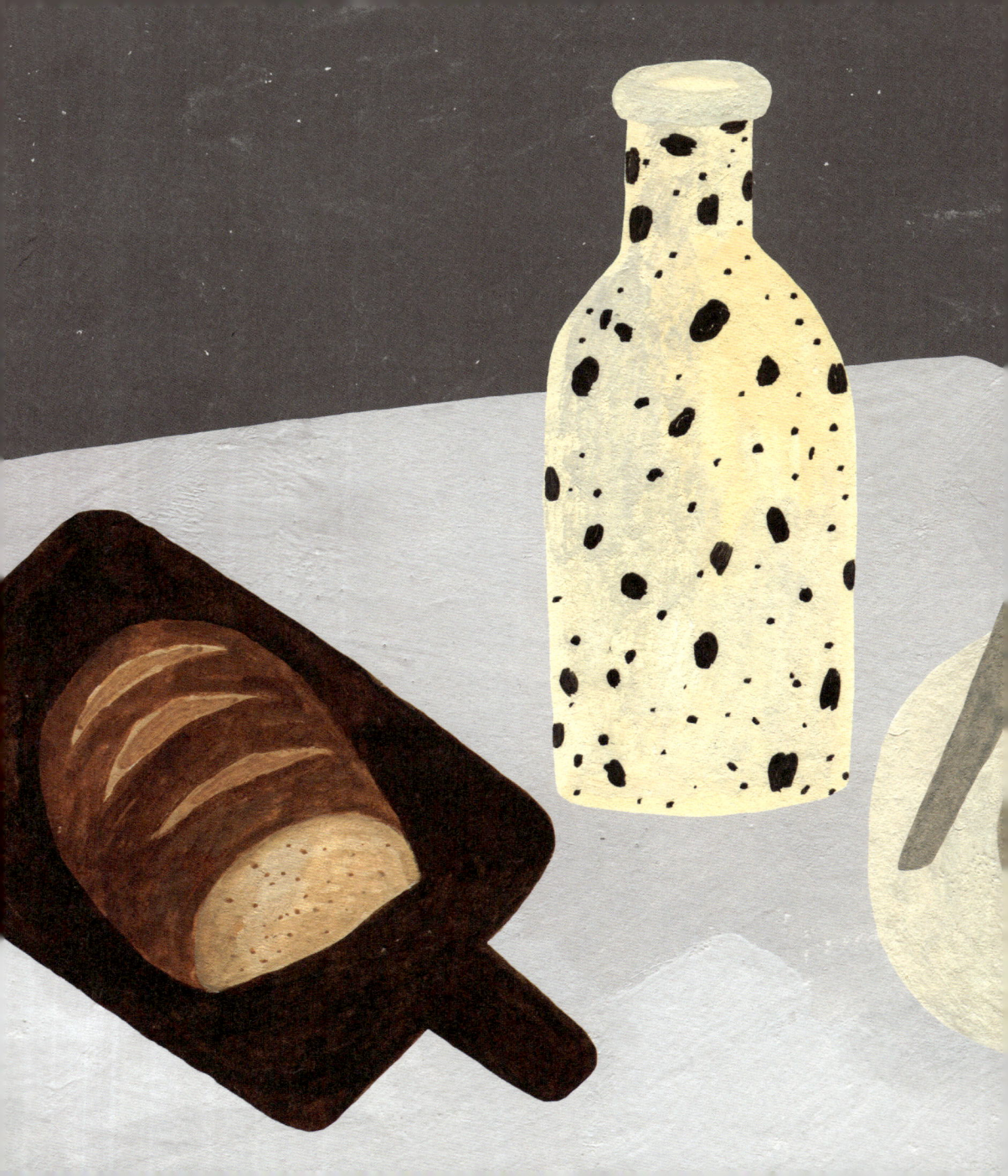

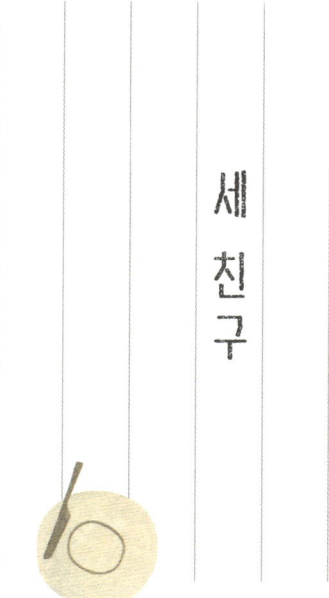

세 친구

남들처럼 평범하게 살아온 노인이 있었습니다.
어느 날 왕의 신하들이 노인을 찾아왔습니다.
"전하께서 내일 궁에 들라 하십니다."
노인은 잘못 들었나 싶었습니다.
"이 보잘것없는 늙은이를 왜 보자고 하시는지요?"
신하들은 대답도 없이 궁으로 돌아갔습니다.

노인은 밤새 뒤척이며 잠을 이루지 못했습니다.

'왜 나를 불렀을까, 혹시 내가 무슨 잘못이라도 저지른 걸까?'

노인은 평생 살아오면서 어떤 잘못을 저질렀는지 되돌아보았습니다.

행여나 기억조차 못 하는 일 때문에 벌을 받게 되지는 않을까 겁도 났습니다.

뜬눈으로 밤을 샌 노인은 친구들에게 도움을 청하기로 했습니다.

자신의 변호를 맡아줄 사람이 필요했기 때문입니다.

노인에게는 평생 함께해온 세 명의 친구가 있었습니다.

'제일 먼저 어떤 친구에게 도움을 청할까?'

누구나 그렇듯이 친구라고 다 같은 친구는 아니었습니다.

노인 역시 세 친구에 대한 생각이 조금씩 달랐습니다.

첫 번째 친구는 언제나 가장 소중하게 여기는 친구였습니다.

두 번째 친구도 친하긴 하지만 첫 번째 친구만큼은 아니었습니다.

그리고 세 번째 친구는, 비록 친구이긴 해도 평소에 자주 만나는 사이는 아니었습니다.

노인은 날이 밝자마자 첫 번째 친구부터 찾아갔습니다.

가장 소중한 친구인 만큼 맨 먼저 찾아가는 게 당연했습니다.

"이보게, 전하께서 갑자기 나를 찾으신다네. 대체 무슨 일인지 몰라 불안하구먼. 부탁인데 나와 함께 궁에 가주지 않겠나?"

노인은 친구가 기꺼이 함께 가주겠다고 대답할 줄 알았습니다.

하지만 친구의 입에서는 뜻밖의 대답이 나왔습니다.

"미안하지만 나는 자네와 같이 갈 수 없네."

친구는 왜 같이 갈 수 없는지 이유조차 말해주지 않았습니다.

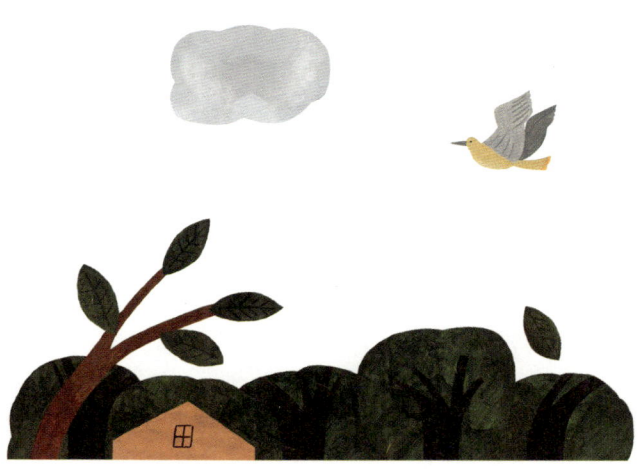

노인은 적잖이 충격을 받았습니다.

어쩔 수 없이 노인은 터덜터덜 두 번째 친구를 찾아갔습니다.
두 번째 친구는 이렇게 말했습니다.
"궁궐 문 앞까지는 같이 가주겠네. 하지만 궁 안까지는 들어갈 수 없어. 자네 혼자 들어가게."
노인은 크게 상심했습니다.
늘 소중하다고 생각해온 친구들이 갑자기 낯설게 느껴졌습니다.

노인은 마지막으로 세 번째 친구를 찾아갔습니다.
사실 큰 기대는 하지 않았습니다.
가장 소중한 첫 번째 친구와 꽤 친하다고 여겨온 두 번째 친구가 거절한 마당에 세 번째 친구는 오죽할까 싶었습니다.
그런데 그렇지 않았습니다.

세 번째 친구는 노인의 이야기를 듣자마자 이렇게 대답했습니다.
"내 기꺼이 함께 가줄 테니 불안해하지 말게. 자네한테 아무런 잘못이 없으니 두려워할 까닭이 없지 않겠나. 내가 전하께 그렇게 말해줄 테니 아무 걱정 말게."

노인은 세 번째 친구의 손을 꼭 잡았습니다.
"고맙네, 고마워."
노인은 눈시울이 뜨거워졌습니다.

아기에게 전하고 싶은
아름다운 가치 사전

선행, 결국은 내 손을 잡아줄 단 하나의 친구

이 이야기에서 첫 번째 친구는 '재산'을 뜻한단다.
두 번째 친구는 '관계'를,
세 번째 친구는 '선행'을 의미하지.

누구나 돈을 으뜸으로 여기지만,
돈이 사람을 으뜸으로 여기지는 않아.
누구나 관계를 중요하게 생각하지만,
거기엔 늘 조건이 붙지.
누구나 선행이 좋다는 건 알지만,
착하기만 해서는 잘살기 어렵다고들 한단다.

그러다 힘들고 지칠 때 사람들은 세 친구에게 묻곤 해.
"나와 끝까지 함께할 거지?"
그때 흔쾌히 손을 잡아주는 친구,
그 친구가 너의 영원한 길동무란다.

아기를 위한 여백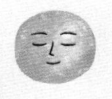

아기를 위해 조금 더 선한 사람이 되면 어떨까요?
살아오면서 조금 더 선해질 수 있었던 순간들을 떠올려보세요.

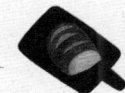

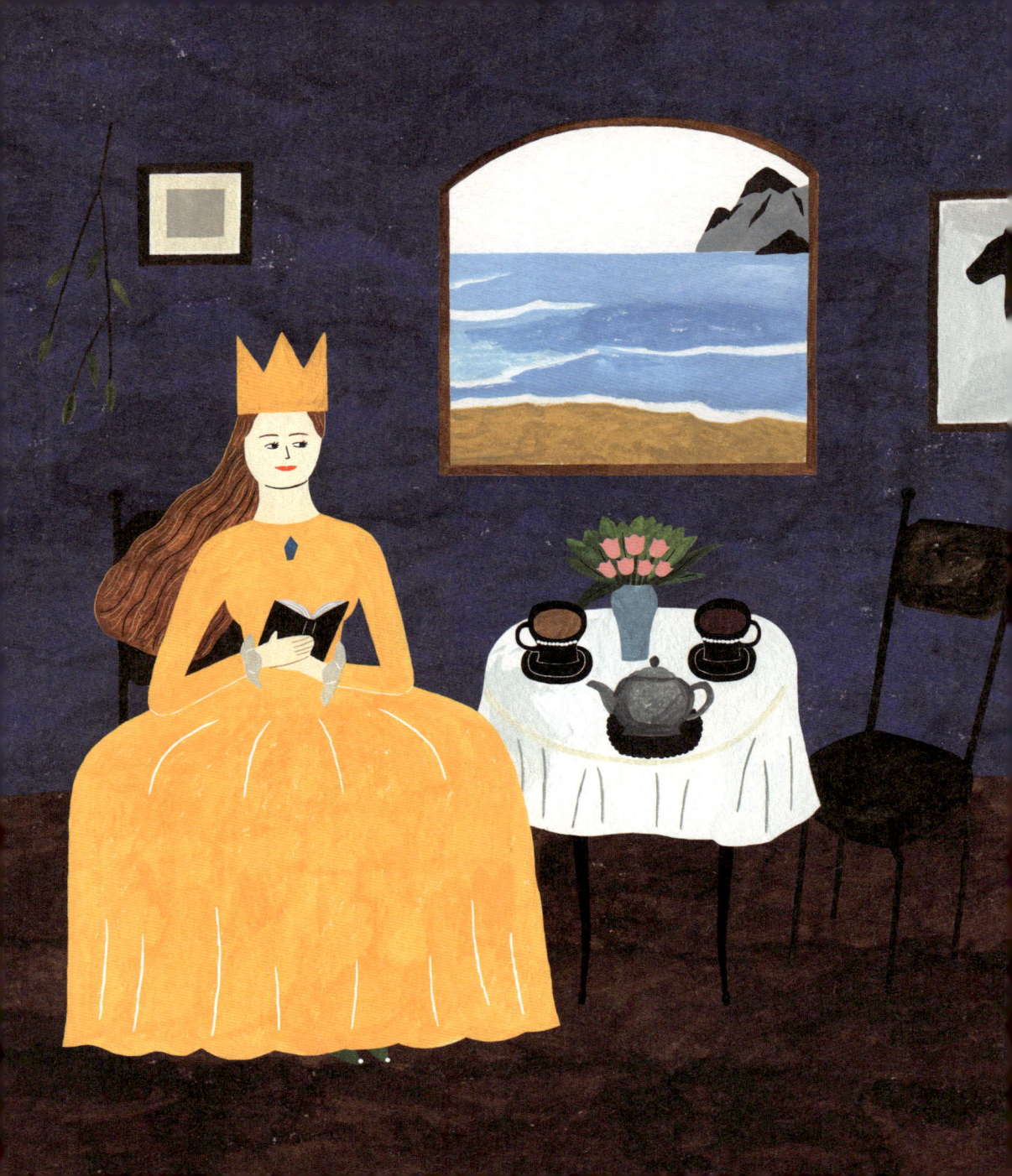

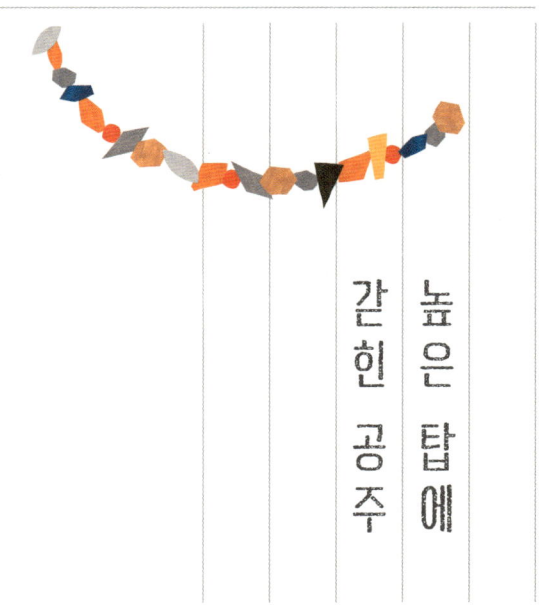

높은 탑에 갇힌 공주

어느 왕이 하루는 이상한 꿈을 꾸었습니다.

꿈속에서 예언자가 나타나 커다란 유리구슬을 건네주었습니다.

"미래를 보여주는 마법의 구슬이옵니다."

유리구슬 속에는 웬 젊은 사내가 벌거벗은 채 사막을 헤매고 있었습니다. 왕이 물었습니다.

"저 흉측한 자는 누구인가?"

"삼 년 뒤에 따님의 배우자가 될 사람이지요."

왕은 화들짝 놀라 눈을 떴습니다.

'거참, 몹쓸 꿈이로다.'

왕은 그 불길한 꿈을 얼른 지워버리고 싶었습니다.

하지만 지워지기는커녕 시간이 갈수록 꿈에서 본 젊은이의 얼굴이 점점 더 생생해지는 것이었습니다.

다 찢어진 누더기를 걸친 채 거지꼴이 되어 사막을 헤매는 그 흉한 모습이 자꾸만 왕의 마음을 어지럽혔습니다.

딸의 신랑이자 미래의 사위가 될 사람이 그런 몰골이라니, 정말 기가 찰 노릇이었습니다.

혼자 속앓이를 하느라 왕은 밥맛도 잃고 잠까지 설쳤습니다.

하루하루 걱정을 키워가던 어느 날, 왕은 고심 끝에 기발한 대책을 생각해냈습니다.

저 멀리, 아무도 찾을 수 없는 곳에 공주를 숨겨두기로 한 것입니다.

왕은 육지에서 멀리 떨어진 외딴섬에 높은 탑을 쌓게 했습니다.

탑 주변에는 가시나무 숲으로 높은 담을 쌓고 감시병까지 세워두었습니다.

"여기서 딱 삼 년만 참으렴. 너를 아끼고 사랑하기 때문이란다."
공주는 어이가 없었습니다.
얼굴도 모르는, 그것도 아버지 꿈에 잠깐 비쳤던 남자 때문에 졸지에 유배 생활을 하게 된 것입니다.

외딴섬 한가운데 우뚝 솟은 높다란 탑,
그 꼭대기 방에서 공주는 하루하루 외로운 시간을 보내야 했습니다.
감시병이 음식을 차려 올 때를 빼고는 줄곧 혼자였습니다.
이야기를 나눌 사람도, 할 일도 없었습니다.
발코니에 앉아 멍하니 바다만 바라보다 잠드는 날도 많았습니다.
처음 얼마 동안은 제정신이 아니었습니다.
무엇보다 사람이 너무 그리웠습니다.
어릴 때부터 공주 곁에는 사람이 끊이지 않았습니다.
늘 누군가 시중을 들어주고, 놀아주고, 듣기 좋은 말들을 해주곤 했습니다. 외롭다는 게 어떤 건지 알 겨를조차 없었습니다.
하지만 이젠 말 그대로 외로움을 벗 삼아 지내게 된 것입니다.

별을 보는 시간이 점점 길어졌습니다.
"지금 얼마나 많은 사람들이 저 별을 보고 있을까?"

자신에게 말을 거는 습관이 생겼습니다.

바다를 바라보는 시간도 점점 늘었습니다.

늘 똑같은 파도라고 생각했는데 매번 조금씩 다른 모습이었습니다.

그런 어느 날, 이상한 일이 벌어졌습니다.

"저게 뭐지?"

수평선 저 끝에서 커다란 새 한 마리가 다가오더니 바닷가에 뭔가를 툭 떨어뜨린 것입니다.

그것은 사람이었습니다.

다 찢어진 누더기를 걸친 채 거지꼴로 해변에 내던져진…….

'저 사람, 혹시 아버지 꿈에 나온 그 남자가 아닐까?'

그 순간 공주와 젊은이의 눈이 딱 마주쳤습니다.

탑에서 해변까지는 한참 떨어져 있었지만 이상하게도 아주 가깝게 느껴졌습니다.

…… 그 뒤로 많은 일들이 있었습니다.

공주는 외딴섬 높은 탑에서 꼬박 삼 년을 보냈습니다.

궁 생활과는 비교도 할 수 없을 만큼 귀한 시간들이었습니다.

공주는 더 이상 철부지가 아니었고, 외로움에 훌쩍거리는 나약한 소녀는 더더욱 아니었습니다.

    삼 년 만에 무인도를 찾은 왕의 눈에도 공주가 낯설게 느껴지기는 마찬가지였습니다.
    "그동안 고생 많았다. 이제 나와 함께 왕궁으로 돌아가자꾸나."
    "예, 하지만 그 전에 아버지께 소개해드릴 사람이 있어요."
    공주는 왕을 해변의 오두막으로 안내했습니다.
    거기엔 웃통을 벗은 채 고기를 잡고 있는 젊은이가 있었습니다.
    왕은 깜짝 놀랐습니다.
    꿈속의 그 사내가 눈앞에 서 있었기 때문입니다.
    하지만 꿈에서 봤던 모습과는 사뭇 달랐습니다.
    황금빛 살결에 탄탄한 근육, 숱한 시련을 이겨낸 지혜로운 눈동자, 왕 앞에서도 위축되지 않는 당당한 모습까지 모든 게 달라 보였습니다.
    "얘야, 이게 대체 어떻게 된 일이냐?"
    잠시 후 공주의 입에서 긴 대답이 흘러나왔습니다.

    일찍이 세상에 대한 호기심으로 모험을 시작한 소년이 있었어요.
    높은 산과 깊은 강, 끝없는 사막과 넓은 바다를 누비고 다녔죠. 거친 바람과 뜨거운 태양이 그를 키웠어요.

도적 떼를 만나 모든 것을 잃고 거지꼴이 되어 사막을 헤맨 적도 있었죠. 아버지 꿈에 나타난 그 초라한 모습으로 말이에요.

젊은이는 추위를 피해 짐승의 가죽을 뒤집어쓴 채 잠이 들었어요. 그런데 그때 커다란 새가 날아와 털가죽을 통째로 채어 갔어요. 그러고는 곧장 바다를 건너기 시작했죠.

젊은이는 새에 붙잡혀 가면서도 여전히 꿈을 꾸고 있었어요.

꿈속에서 새가 말을 하더래요.

'다시 깨어났을 때 처음으로 눈이 마주치는 여인과 영원한 사랑에 빠지게 되리라.'

새의 예언대로 젊은이는 해변에서 눈을 떴고, 저와 눈이 마주쳤어요.

우리는 그렇게 만났어요.

젊은이는 며칠 동안 밧줄을 길게 엮었어요. 그리고 감시병의 눈을 피해 높은 탑을 오르기 시작했죠.

발코니에서 처음 인사를 나누던 그날을 잊을 수가 없어요.

그는 나의 유일한 말벗이 되어주었고, 바깥세상의 온갖 신기한 이야기들을 들려주었죠.

매일매일 탑을 오르내리는 동안 몸도 점점 강해졌어요.

나를 위해 섬을 구석구석 뒤져가며 꽃을 꺾어 오기도 했고, 물고기를 잡아 올 때도 있었어요.

외롭지 않았어요. 외롭기는커녕 즐거웠죠.

내가 외딴섬에서의 생활에 만족하게 될 줄은 정말 꿈에도 몰랐어요.

그러다 보니 어느새 삼 년이 훌쩍 흘렀네요.

공주의 말이 끝나자 왕은 다시 한 번 젊은이를 위아래로 훑어보며 말했습니다.

"허, 꿈에서는 이런 모습이 아니었는데……."

공주가 말했습니다.

"아버지는 우리가 만나기 전의 모습을 보신 것뿐이에요."

"그게 무슨 뜻이냐?"

"한 사람이 누군가를 만나 사랑을 하게 되면 전혀 다른 존재가 되거든요. 어떤 운명이나 예언조차도 사람이 사람을 만난 이후에 벌어질 일들까지는 미리 알 수 없나 봐요."

왕은 눈앞에 나란히 서 있는 공주와 청년을 번갈아 보며 속으로 이렇게 생각했습니다.

'일어날 일은 반드시 일어나고야 마는구나.'

아기에게 전하고 싶은
아름다운 가치 사전

만남, 삶이 바뀌는 아름다운 지점

아가야, 만남까지는 하늘의 몫이지만
만남 이후로는 사람의 몫이란다.
만나서 사랑하고,
그 사랑의 모양에 따라
마음의 모양이 달라지지.
마음의 모양에 따라
삶이 달라지고 운명이 달라진단다.
만남보다 중요한 것은
만남 이후의 선택이야.

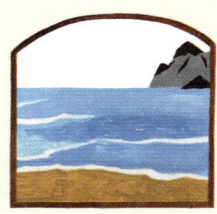

아기를 위한 여백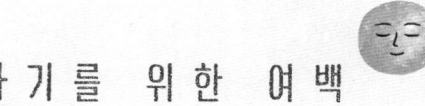

아가야, 엄마 아빠에게도 결코 잊을 수 없는 특별한 만남의 순간이 있단다. 한번 들어볼래?

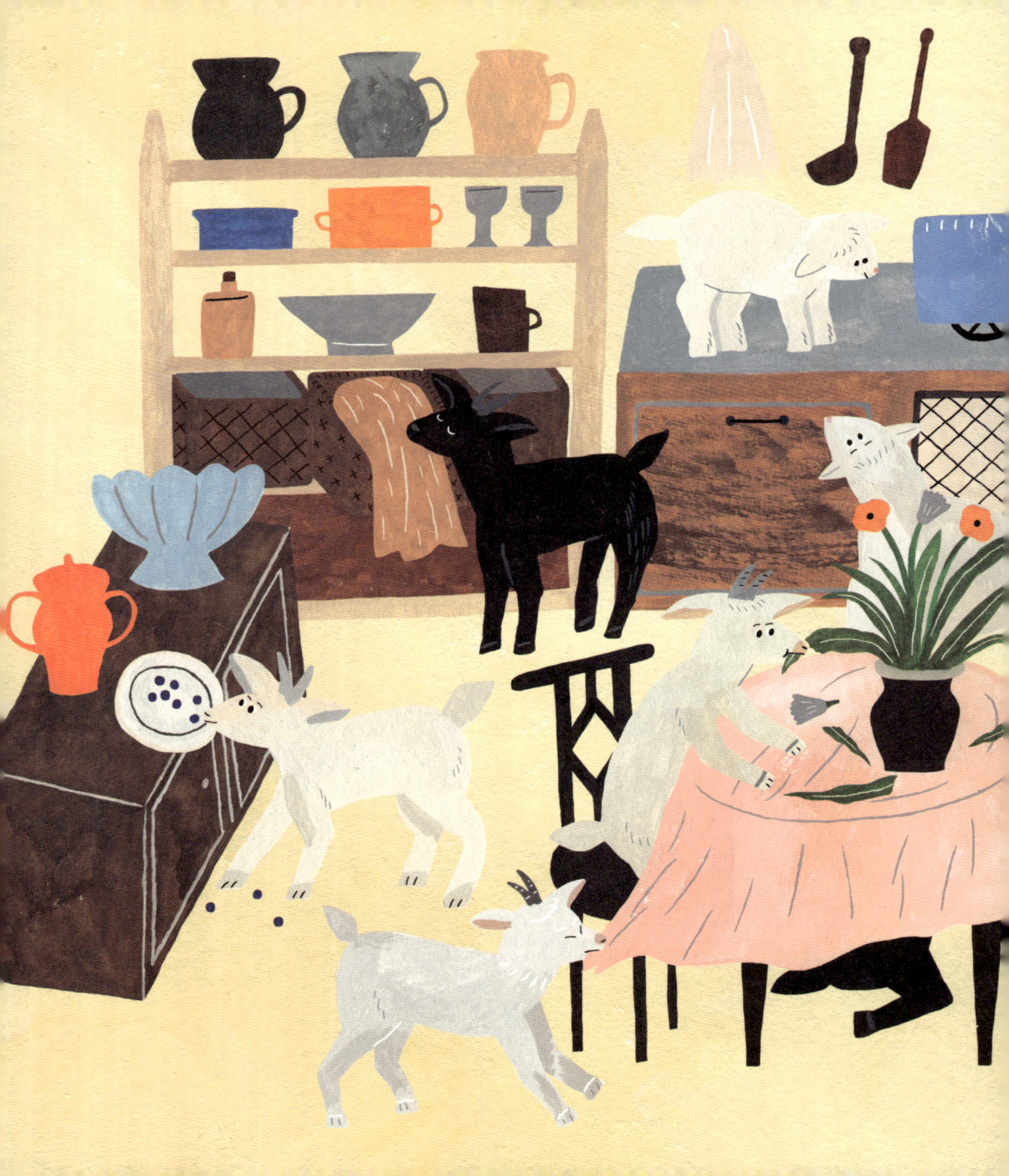

농부의 궁전

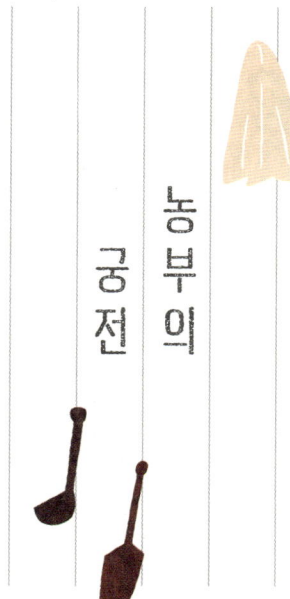

낮에는 밭을 갈고 밤에는 책을 보며 살아가는 현자가 있었습니다.
어느 날 이웃 농부가 현자를 찾아와 하소연을 늘어놓았습니다.
"사는 게 너무 힘들어요. 하루하루가 죽을 맛이에요."
현자는 쟁기를 내려놓고 농부에게 물었습니다.
"뭐가 그리 힘든가?"
"글쎄, 한두 가지가 아니라니까요."

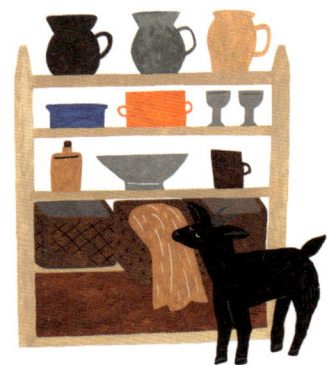

"차근차근 말해보게."
농부의 입에서 온갖 불만이 쏟아져 나오기 시작했습니다.

"코딱지만 한 집구석에 애들은 주렁주렁 딸린 데다 마누라는 허구한 날 바가지만 북북 긁어댑니다. 목소리는 또 어찌나 큰지 귀가 먹먹해질 지경이에요. 마구간이 따로 없다니까요. 정말이지 이건 사는 게 아니에요. 당장이라도 멀리멀리 달아나고 싶어요. 어떡하면 좋을까요?"
잠자코 듣고 있던 현자가 천천히 입을 열었습니다.
"내가 말하는 대로 한번 해볼 텐가?"
"물론이죠, 현자님."

"자네 혹시 염소를 키우고 있나?"
"그럼요. 뒷마당에 일곱 마리가 살고 있죠."
"그럼 오늘부터 그 염소들을 집 안에 들여놔보게."
"예? 염소를 집 안에 들여놓으라니요?"
"글쎄, 내 말대로 해보게."
농부는 고개를 갸웃거리며 돌아갔습니다.

이튿날 아침, 날이 밝자마자 농부가 찾아왔습니다.
"밤새 한잠도 못 잤어요! 애들은 길길이 날뛰고 마누라는 고래고래 소리를 지르고, 이젠 염소까지 아우성이에요! 도저히 참을 수가 없어요!"
현자는 고개를 끄덕이며 이렇게 말했습니다.
"자네 혹시 닭을 기르고 있나?"
"그럼요. 앞뜰 닭장에 열 마리가 살고 있죠."

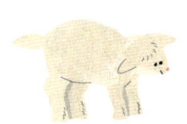
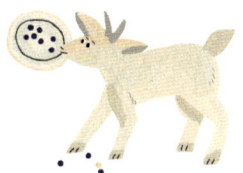

"그럼 가서 그 닭들을 집 안에 들여놔보게."

"예? 염소도 모자라 이젠 닭들까지요?"

"글쎄, 내 말대로 해보라니까."

농부는 또 고개를 갸웃거리며 돌아갔습니다.

다음 날 아침, 날이 밝기도 전에 농부가 달려왔습니다.

"아아, 이젠 더 못 견디겠어요! 애들은 길길이 날뛰고, 마누라는 고래고래 소리를 지르고, 염소는 밤새 아우성이고, 이젠 닭들까지 난동을 부려요! 냄새는 또 얼마나 지독하게요? 도저히 참을 수가 없어요!"

"호오, 그래? 그거 참 이상하군."

"이상하다니요! 당연한 거 아닌가요?"

"그럼 지금 가서 당장 염소와 닭들을 밖으로 내몰게나."

"알겠습니다. 그렇게 할게요."

농부는 곧장 집으로 달려갔습니다.

이튿날 점심 무렵, 농부가 다시 현자를 찾아왔습니다.

웬일인지 걸음걸이도 느긋하고 얼굴도 평온해 보였습니다.

"그래, 어떻게 됐는가?"

"말씀대로 염소와 닭들을 모두 내몰았답니다. 그랬더니 집 안에 평화가 찾아왔어요. 어찌나 조용한지 오랜만에 잠을 푹 잤어요. 해가 중천에 뜰 때까지 말이에요. 현자님, 우리 집은 이제 궁전 못지않게 평화로운 곳이 되었어요."

"그런가? 그거 참 잘됐군."

현자는 미소를 지으며 다시 쟁기질을 시작했습니다.

아기에게 전하고 싶은
아름다운 가치 사전

만족, 지금부터 조금씩 나아지겠다는 마음의 약속

원하는 삶에 도달하기 전까지는
누구도 만족하지 못한단다.
원했던 삶을 살게 되어도
만족은 잠시뿐이지.
대부분의 사람들은 더 나은 삶을 꿈꾸기 마련이야.

하지만 오늘 만족하지 않으면
영원히 만족할 수 없단다.
만족이란, 주어진 매순간을 채워가며
조금씩 나아지겠다는 마음의 약속이란다.

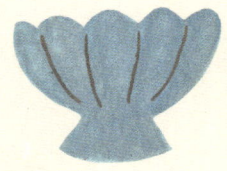

아기를 위한 여백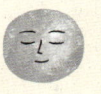

아가야, 만족이란 포만감이 아니라 감사함이란다.
엄마 아빠는 요즘 이런 것들이 참 감사해.

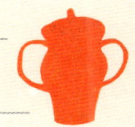

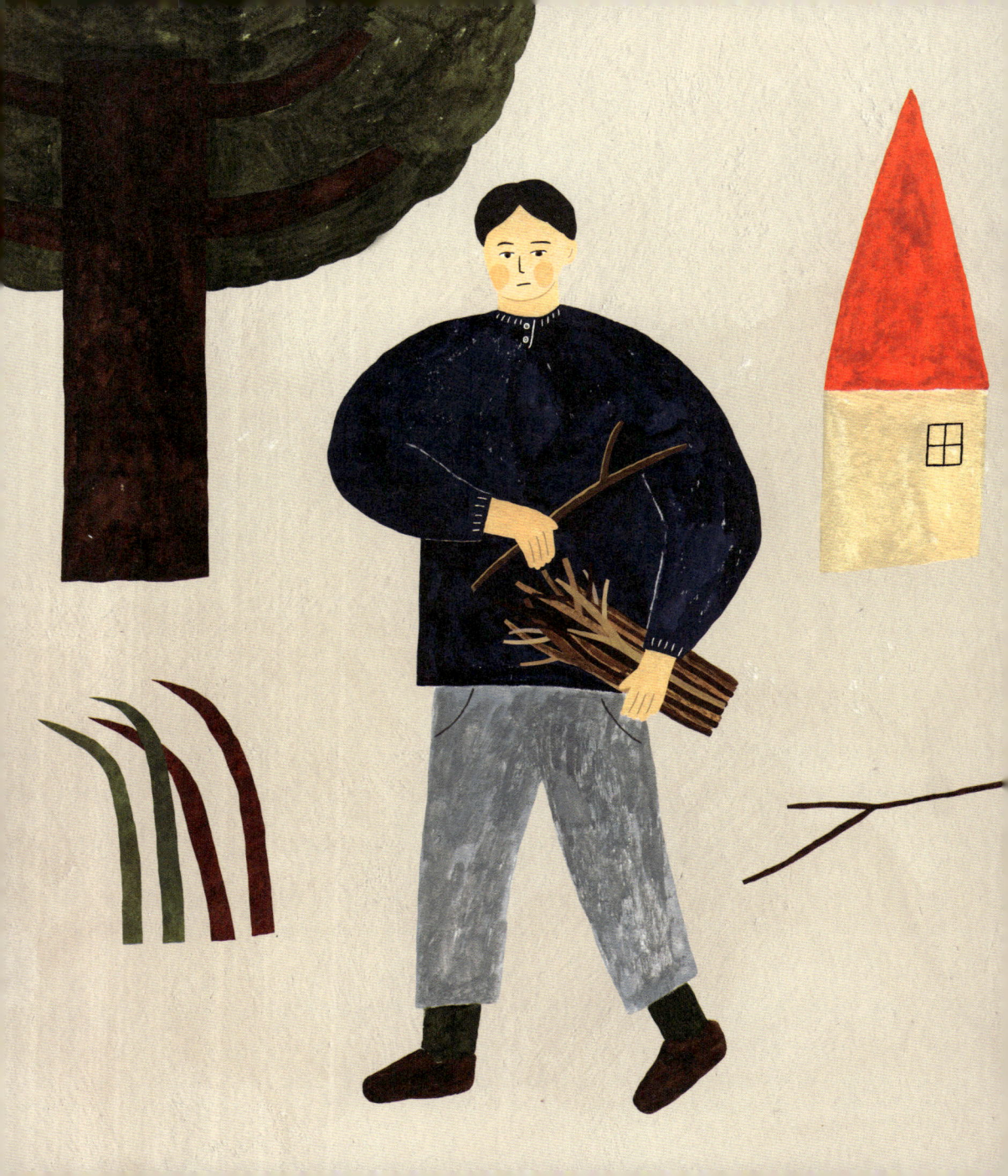

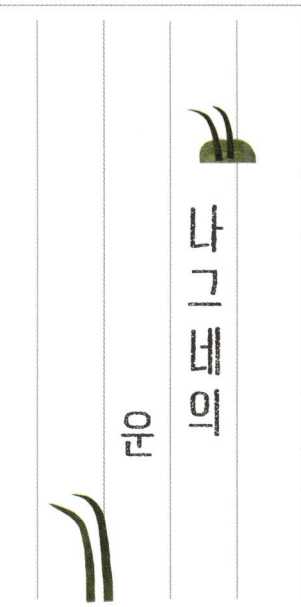

나그네의 운

    먼 길을 가던 나그네가 하루는 버려진 헛간 앞에서 걸음을 멈추었습니다.
    "얘들아, 오늘 밤은 여기서 묵어가자꾸나."
    나그네는 오랜 길동무인 나귀와 개를 향해 나직이 중얼거렸습니다.
    나귀 등에서 짐을 내리고 기둥에 고삐를 묶는 동안 개는 콩콩거리며 주변을 맴돌았습니다.

개와 나귀를 배불리 먹이다 보니 어느새 밤이 되었습니다.

나그네는 지푸라기를 모아 잠자리를 푹신푹신하게 꾸몄습니다.

'오래간만에 밤이슬도 피하고, 아주 좋아. 오늘은 운이 꽤 좋은 편이야.'

나그네는 밖으로 나가 별자리를 바라보며 내일의 운을 점쳐보기 시작했습니다. 밤마다 늘 하는 일입니다.

나그네가 일찌감치 고향을 떠나 이리저리 떠돌며 살게 된 데에는 손금 탓이 컸습니다.

어느 날 점쟁이 노파가 손금을 보며 말했습니다.

"쯧쯧, 평생 떠돌아다닐 팔자일세. 사람들 틈에 섞여 살다가는 하루하루 불행한 일만 생길 게야."

그렇지 않아도 늘 운이 없다고 한탄하던 나그네에게 노파의 그 한마디는 마치 예언처럼 느껴졌습니다.

나그네가 방랑을 시작한 것은 그때부터였습니다.

밤마다 별자리를 보며 운을 점쳐보는 것도 그즈음 생긴 습관입니다.

'음, 내일도 오늘만큼 운이 좋을 것 같군.'

나그네는 머리맡에 등불을 매달고 푹신한 지푸라기 위에 몸을 뉘었습니다. 그리고 오랜만에 책을 펼쳐 들었습니다.

    그때 갑자기 바람이 불어와 등불이 획 꺼지고 말았습니다.

    나그네는 등불을 켤까 말까 잠시 고민하다가 귀찮은 듯 몸을 돌려 잠을 청했습니다.

    나그네는 눈만 감으면 누가 와서 업어 가도 모를 만큼 깊이 잠드는 편이었습니다.

    헛간 밖에서 주인을 지키던 개와 나귀도 꾸벅꾸벅 졸더니 어느새 잠이 들었습니다.

    내일도 오늘만큼 운이 좋을 거라던 나그네의 예상은 보기 좋게 어긋나 버렸습니다.

    이튿날 상상도 못 했던 일이 벌어진 것입니다.

    아침에 눈을 떠 보니 개와 나귀가 보이지 않았습니다.

    기둥에 묶어둔 줄은 뚝 끊어져 있고, 땅바닥에는 여우와 사자 발자국만 어지럽게 찍혀 있었습니다.

    나그네가 세상모르고 자는 동안 여우와 사자가 차례차례 내려와 개를 물어 가고 나귀를 잡아간 것입니다.

나그네는 바닥에 털썩 주저앉아 울음을 터뜨렸습니다.
울면서 생각했습니다.
'나는 왜 이다지도 운이 없을까!'

이제 나귀가 지던 짐을 나그네 혼자 다 짊어지고 가야 했습니다.
땀이 줄줄 흐르고 다리가 후들거려 여간 힘든 게 아니었습니다.
마음도 아팠습니다. 언제나 꼬리를 살랑살랑 흔들며 뒤따르던 개가 자꾸만 눈에 밟혔습니다.
그렇게 터덜터덜 걸어 간신히 마을에 도착했을 때 나그네 머릿속에는 그저 쉬고 싶다는 생각뿐이었습니다.
'그런데 마을 분위기가 왜 이렇지?'

마을은 쥐 죽은 듯이 조용했고, 사람이라곤 그림자 하나 보이지 않았습니다.
'이 마을에 무슨 일이 생긴 걸까?'
두리번거리며 마을을 살펴보던 나그네는 무너진 집 더미 근처에서 웬 노인을 발견했습니다. 노인은 바닥에 앉아 망연자실 하늘만 보고 있었습니다.
"어르신, 어떻게 된 겁니까? 마을에 무슨 일이 벌어진 거죠?"

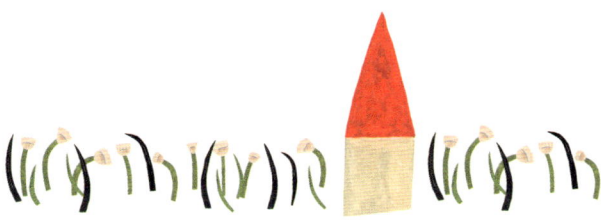

노인은 지친 목소리로 말했습니다.
"간밤에 도적 떼가 들이닥쳤다네."
"예?"
"닥치는 대로 물건을 훔치고, 사람들을 잡아갔지 뭔가. 온 마을 사람들을 노예로 삼으려고 말일세."
노인은 아직도 넋이 나간 표정이었습니다.

"그나저나 자네는 어디서 오는 길인가?"
이번엔 노인이 나그네에게 물었습니다.
나그네는 노인에게 간밤에 있었던 일을 들려주었습니다.
이야기가 끝나자 노인은 대뜸 이렇게 말했습니다.
"거참 억세게 운 좋은 양반일세."
"예? 운이 좋다니요?"

"아직도 모르겠나?"
노인은 목소리를 가다듬고는 말을 잇기 시작했습니다.

"생각해보게. 어젯밤에 바람이 불어와 등불을 꺼뜨리지 않았더라면 어떻게 됐겠나? 틀림없이 도적 떼한테 들켜 목숨을 잃었을 걸세. 또 여우가 개를 물어 가지 않았더라면 어떻게 됐겠나? 틀림없이 개 짖는 소리에 도적 떼가 몰려왔겠지. 그리고 사자가 나귀를 물어 가지 않았더라면 어떻게 됐을까? 아마 이 마을에 훨씬 일찍 도착했겠지. 그럼 자네도 영락없이 변을 당했을 걸세. 얼마든지 불행해질 수 있는 그 많은 가능성들을 용케 다 피하다니, 내 살다 살다 자네만큼 운 좋은 사람은 처음 보는구먼."

나그네는 생각이 복잡해졌습니다.
'나는 운이 나쁜 걸까, 좋은 걸까?'
이 질문에도 이제 딱 부러지게 말하기가 어려워졌습니다.
밤마다 별자리를 보며 운을 점치는 버릇도 머쓱해졌습니다.
바람 따라 구름 따라 떠돌아다니는 것마저 피곤하게 느껴졌습니다.

'생각하기에 따라 얼마든지 행운이 될 수 있었던 일들을 한사코 불

행이라 여기며 살았던 날들이 그동안 얼마나 많았을까?'
　나그네는 그렇게 흘려보낸 하루하루가 새삼 아까워졌습니다.

　해 질 무렵, 나그네는 노인과 함께 마을을 떠났습니다.
　어디든 정붙이고 살 만한 곳을 만나면 거기서 남은 나날들을 좀더 재미나게 살아보자고 두 사람은 조심스럽게 약속했습니다.

아기에게 전하고 싶은
아름다운 가치 사전

평온, 기쁨과 슬픔에 출렁이지 않는 마음의 호수

기쁜 일에 기뻐하는 것.
슬픈 일에 슬퍼하는 것.
둘 다 감정의 파도란다.
마음이 출렁이는 것이지.

기쁨과 슬픔, 행복과 불행,
모두가 사람이 붙여놓은 '감정 명사'란다.
원래는 이름이 없어.
좋은 일들이 나빠지고,
나쁜 일들이 좋아지면서
세상은 그저 굴러갈 뿐이야.

감정에 요동치지 않는 잔잔한 마음,
그 속에 평온한 행복이 있단다.

아기를 위한 여백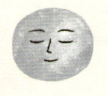

아가야, 엄마 아빠는 살면서 크고 작은 불행들과 마주쳤어.
하지만 지난 후에 생각해보니 그 불행 덕분에 이런 것들을 얻을 수 있었단다.

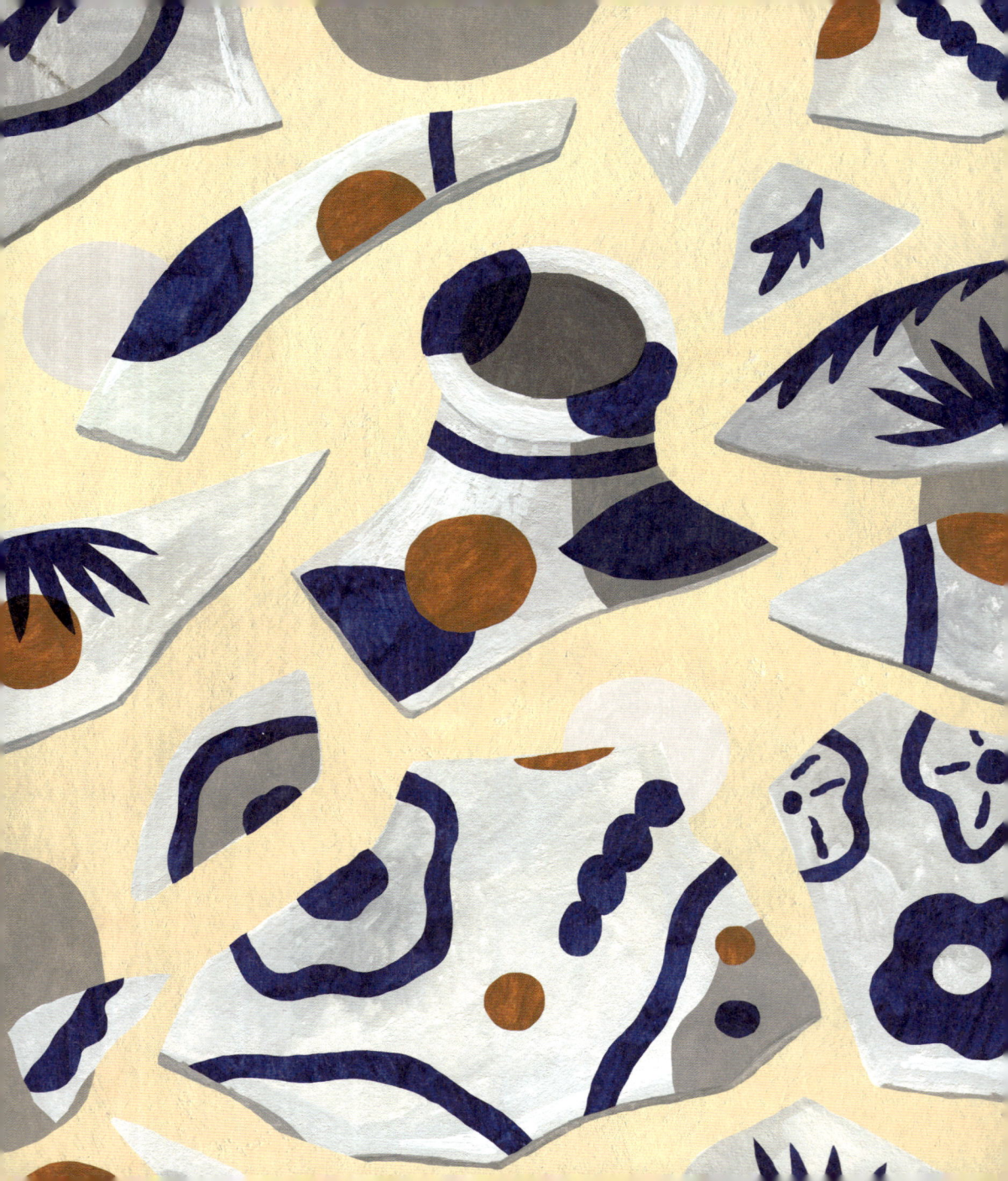

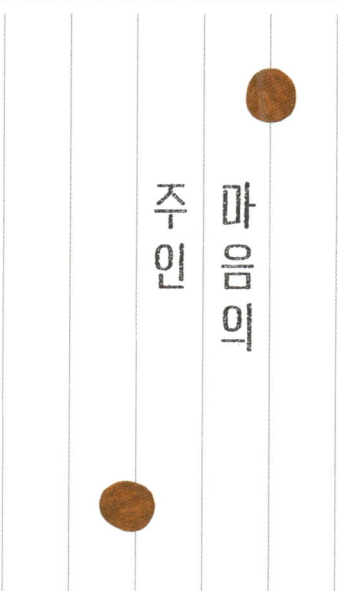

마음의 주인

왕의 생일을 맞아 성문 앞에 수많은 구경꾼들이 몰려들었습니다.

연회장에 마련된 무대 뒤편으로는 멋진 공연을 펼칠 출연자들이 들뜬 마음으로 자기 차례를 기다리고 있었습니다.

가수, 배우, 광대, 악사……, 하나같이 뛰어난 재주를 가진 사람들이었습니다.

그런데 대기실 한구석에서 자꾸 이상한 소리가 들려왔습니다.

"이런 엉터리! 그것도 노래라고 하나? 형편없군! 당장 집어치워!"

이제 곧 무대에 오를 가수가 거울 앞에서 중얼중얼 혼잣말을 하는 것이었습니다.

가수는 거울 속 자신을 향해 손가락질을 하며 온갖 욕을 퍼부어대기도 했습니다.

그러다 갑자기 표정을 바꾸더니 이번엔 밑도 끝도 없이 칭찬을 늘어놓는 것이었습니다.

"와, 정말 훌륭해! 천재가 따로 없군! 정말 신이 내린 목소리야!"

다들 가수가 정신이 나갔다고 생각했습니다.

그때 마침 왕과 신하들이 대기실을 깜짝 방문했습니다. 공연을 앞두고 출연자들을 격려하기 위해 찾아온 것입니다.

하지만 가수는 아무것도 모른 채 거울 앞에서 자신을 향해 비난과 칭찬을 반복할 뿐이었습니다.

흥미로운 듯 그 모습을 쭉 지켜보던 왕이 가수를 불렀습니다.

"그대는 거울 속 자신을 들었다 놨다 하는군. 어째서 그런 이상한 행동을 하는가?"

가수는 왕 앞에 고개를 조아리며 이렇게 대답했습니다.

"제가 아직 마음의 주인이 되지 못해서입니다."

"그게 무슨 뜻인가?"

"저는 제 마음이 약하다는 것을 잘 알고 있습니다. 누가 싫은 소리를 하거나 욕이라도 하면 금세 의기소침해지고 자신감도 잃어버리지요. 또 누가 칭찬을 하면 금방 의기양양해져서 자제력을 잃곤 합니다. 무대 위에서 평정심을 갖고 노래해야 할 가수에게는 치명적인 약점이지요."

"그래서 자기 자신에게 미리 욕도 하고 칭찬도 하는 건가?"

"그렇습니다. 마음을 제대로 다스릴 수 없기 때문에 이렇게나마 준비를 해두려는 겁니다. 그래야 관객들이 욕을 하거나 칭찬을 해도 조금은 덜 흔들릴 것 같습니다. 스스로 마음의 주인이 된다면 구태여 이런 엉뚱한 짓을 하지 않아도 되겠지요. 언제 어떤 일이 닥쳐도 마음을 추스를 수 있을 테니까요. 하지만 저는 아직 마음의 주인이 되지 못했습니다."

"그대가 마음의 주인인지 아닌지는 잘 모르겠으나 적어도 마음의 노예는 아닌 것 같군."

왕이 말했습니다.

"황공하옵니다."

"오늘 밤 공연도 공연이지만 그대와 나눈 이야기 또한 무척 흥미로웠노라."

왕은 껄껄 웃으며 대기실을 떠났습니다.

그로부터 몇 개월이 흘렀습니다.
어느 날 동방의 한 사신이 왕에게 아름다운 도자기를 선물했습니다.
"뛰어난 도공이 수십 년 땀 흘려 완성한 최고의 명품이옵니다."
"오, 이게 정녕 사람의 솜씨란 말인가!"
마치 새벽빛을 머금은 듯 은은하면서도 신비로운 도자기였습니다. 왕과 신하들은 그 아름다운 도자기에서 눈을 떼지 못했습니다.
사신이 돌아간 뒤에도 왕은 시간 가는 줄 모른 채 도자기를 감상하고 있었습니다.
그런데 잠시 후 놀라운 일이 벌어졌습니다.
왕이 갑자기 도자기를 번쩍 들어 올리더니 그대로 바닥에 내던져버린 것입니다.
도자기는 요란한 소리를 내며 산산이 부서지고 말았습니다.

"아니, 전하! 어찌하여 이 귀한 도자기를 깨뜨리십니까?"
곁에 있던 신하가 깜짝 놀라 물었습니다.
"내가 아직 마음의 주인이 되지 못했기 때문이다."
"예? 그게 무슨 말씀이신지요."

그러자 왕은 예전에 만났던 가수를 떠올리며 이렇게 말했습니다.

"비록 세상에서 가장 아름다운 도자기라 할지라도 이렇게 쉽게 부서지지 않는가? 만일 궁 안의 신하들 가운데 누구 하나라도 실수로 이 도자기를 깨뜨린다면 어쩌겠는가?"

왕은 깨진 도자기를 가리키며 말을 이어나갔습니다.

"나는 내 마음이 불처럼 타오를 때가 있다는 것을 잘 알고 있다. 갑자기 화가 나면 앞뒤 가리지 않고 분노를 터뜨리곤 하지. 그렇기 때문에 누가 도자기를 깨뜨린다면 당장 칼을 빼어 들고 말 것이다. 도자기 하나 때문에 사람의 목숨을 빼앗는 일이 벌어질 수도 있다는 뜻이야. 그러곤 평생 후회하며 살겠지. 그런 일이 벌어지는 것보다는 차라리 내 손으로 도자기를 깨뜨리는 편이 훨씬 낫지 않겠는가?"

왕은 깨진 도자기 조각을 모아 그대로 진열해놓으라고 명령했습니다.

그리고 화가 나거나 순간적으로 감정이 끓어오를 때마다 깨진 도자기 조각을 보며 마음을 다스리곤 했습니다.

아기에게 전하고 싶은
아름다운 가치 사전

다짐, 마음이 향하는 곳을 미리 봐두는 것

나중에 후회하기보다 미리 후회하는 편이 낫단다.
실제로 후회하기보다 상상으로 후회하는 편이 낫지.

밀려오는 감정과의 싸움에서
적어도 완패라도 면하려면
미리미리 마음을 봐두어야 해.

마침내 격한 감정이 휘몰아칠 때
마음이 덩달아 휩쓸리지 않도록
미리미리 문단속을 해두는 거야.

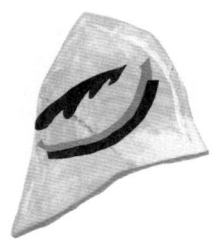

아기를 위한 여백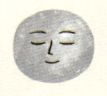

아가야, 엄마 아빠는 이럴 때면 늘 감정이 격해진단다. 그래서 미리 생각해두려고 해.
또 그런 일이 일어난다면 엄마 아빠는 이런 마음가짐을 가질 거야.

생각만큼, 생각보다, 생각했던 대로……
생각이 기준입니다.
생각의 크기와 높낮이에 따라 삶의 폭이 달라집니다.
탈무드는 질문의 양만큼 생각의 그릇이 커진다고 합니다.

아기들은 엄마 뱃속에서 물음표 모양으로 잠을 잡니다.
태어나기 전부터 세상이 궁금합니다.
잔뜩 웅크리고 있던 호기심이 눈을 뜨는 순간부터
아이들은 끝없이 묻고 또 묻습니다.
그 물음에 서둘러 '답'을 말해주는 순간,
아이들은 입을 다물어버립니다. 생각이 성장을 멈춥니다.
성급한 답보다는 또 다른 질문을 심어주어야 합니다.
아이의 생각을 키우는 것은 답이 아니라
멈추지 않는 질문입니다.

2
CHAPTER

생각을
키우는
이야기

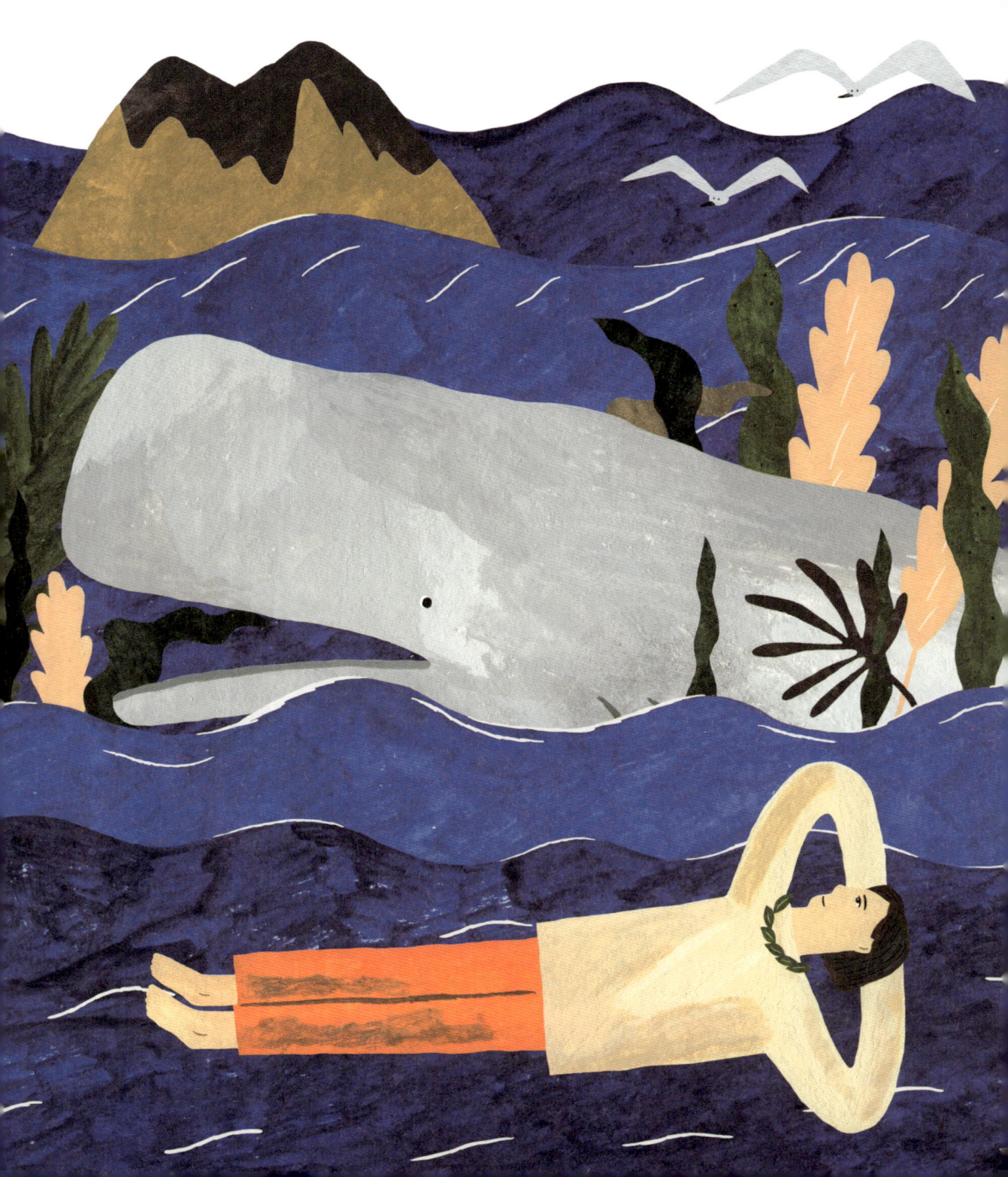

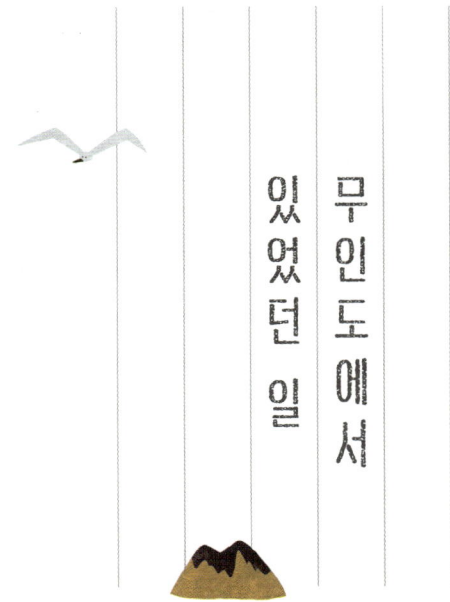

무인도에서 있었던 일

날 때부터 줄곧 노예로 살던 젊은이가 어느 날 갑자기 자유를 얻었습니다.

"오늘부터 너는 자유다."

마음씨 착한 주인은 노잣돈에 살림 밑천까지 얹어주었습니다.

그리고 이렇게 물었습니다.

"자유가 무엇이라고 생각하느냐?"

"잘 모르겠습니다."

"나도 모른다. 솔직히 이제껏 살면서 자유롭다는 느낌을 가져본 적이 별로 없는 것 같구나."

젊은이는 주인이 하는 말을 이해하지 못했습니다.

"너만큼은 '아, 이런 게 자유로구나' 하는 느낌을 경험해보았으면 좋겠구나."

젊은이는 주인에게 넙죽 절하고 집을 나섰습니다.

한 발, 두 발 젊은이는 걸음을 세며 걸었습니다.
마을을 벗어나면서부터는 모든 길이 처음이었습니다.
멀리서 바람이 불어왔습니다.
눈을 감고 두 팔을 벌려 바람을 가득 안았습니다.
바람은 수평선 너머 아득히 먼 곳에서 불어오고 있었습니다.
'나도 바다를 항해할 수 있을까?'

젊은이는 배를 타고 넓은 바다로 나갔습니다.
배가 파도를 가르며 힘차게 나아가는 동안 가슴속에서 북소리가 내내 멈추지 않았습니다.
젊은이는 어디든 마음먹은 대로 갈 수 있다는 게 마냥 신기했습니다.

하지만 그는 바다가 얼마나 무서운 곳인지 아직 몰랐습니다.

어느 날 잔잔하던 바다가 사납게 뒤척이기 시작했습니다.
파도가 춤을 추고 비바람이 몰아쳤습니다.
젊은이는 돌아가고 싶어졌습니다. 노예로 살던 그 안전한 곳이 갑자기 그리워졌습니다.
'자유란 이토록 위험한 것이었구나.'
젊은이는 기둥에 몸을 묶고 바다에 운명을 맡겼습니다.
파도가 배를 집어삼키는 순간, 젊은이는 정신을 잃고 말았습니다.

죽느냐 사느냐, 팽팽한 자맥질이 밤새 이어졌습니다.
이튿날 젊은이는 파도가 찰싹이는 해변에서 눈을 떴습니다.
배는 흔적도 없이 사라졌고, 돛대의 조각들만 파도에 쓸려 다니고 있었습니다.
젊은이는 간신히 살아남았지만 그 대신 모든 것을 잃고 말았습니다. 입고 있던 옷마저 파도에 찢겨 벌거숭이가 되었습니다.
젊은이는 먹을 것을 찾아 섬을 뒤지기 시작했습니다.

정신없이 숲을 헤매던 어느 날, 수풀 속에서 원주민들이 뛰쳐나와 젊은이를 에워쌌습니다.

젊은이는 또다시 눈을 감고 운명에 몸을 맡겨야 했습니다.

살아날 가능성은 거의 없어 보였습니다.

'자유란 참으로 가혹한 것이구나.'

하지만 다음 순간 놀라운 일이 벌어졌습니다.

원주민들은 젊은이를 가마에 태워 숲속 궁전으로 데려갔습니다.

궁전에서 하인들이 몰려나와 젊은이를 극진히 맞이했습니다.

따뜻한 물로 몸을 씻기고 부드러운 비단옷을 입혀주었습니다.

기다란 식탁 위에는 진수성찬이 차려져 있었습니다.

곧이어 젊은이 한 사람만을 위한 만찬이 이어졌습니다.

아름다운 무희들이 춤을 추고, 악사들은 밤새 음악을 연주했습니다.

'자유란 절망 속에서 뜻밖의 행운을 만나는 일이로구나.'

젊은이는 이 모든 게 꿈인가 싶었습니다.

하지만 하룻밤이 지난 뒤에도 원주민들은 여전히 젊은이를 왕처럼 떠받들었습니다.

"도무지 알 수가 없네. 가진 것 하나 없는 빈털터리를 어째서 왕처럼 떠받드는 거지?"

그러자 시중들던 하인의 입에서 생각지도 못한 대답이 흘러나왔습니다.

"이 섬은 영혼의 섬이랍니다. 이곳 원주민들도 사실은 인간이 아니라 영혼들이지요. 우린 이 섬에 온 사람을 언제나 왕으로 모셔왔답니다. 하지만 조건이 있어요."
"조건이라니?"
"이 섬에서 왕으로 지낼 수 있는 기간은 딱 일 년뿐이랍니다."
"그럼 일 년 뒤에는?"
하인은 젊은이를 똑바로 쳐다보며 대답했습니다.
"이 섬에서 반나절 정도 가면 아주 작은 무인도가 있습니다. 아무도 살지 않는 황폐한 섬이죠. 앞으로 일 년 뒤에 당신은 처음 이 섬에 왔을 때처럼 벌거숭이가 되어 그 무인도로 가야만 합니다."
젊은이는 반쯤 먹은 사과를 식탁 위에 떨어뜨렸습니다.
무희들의 춤사위가 어지럽게 느껴지고, 악사들의 아름다운 연주는 금세 소음이 되었습니다.
젊은이는 딱 일 년짜리 왕이었던 것입니다.

다음 날 아침, 젊은이는 쪽배를 타고 무인도를 찾았습니다.

일 년 뒤에 살게 될 곳을 미리 봐두고 싶었습니다.

무인도에 내리는 순간 젊은이는 털썩 주저앉고 말았습니다.

눈앞에는 나무 한 그루 없이 먼지만 풀풀 날리는 황무지가 펼쳐져 있었습니다.

'아아, 이런 데서는 단 하루도 살 수 없을 거야.'

젊은이는 서둘러 무인도를 떠나 다시 궁전으로 돌아왔습니다.

'차라리 몰랐더라면 좋았을 텐데. 그냥 아무것도 모른 채 일 년만이라도 걱정 없이 살걸.'

하루, 또 하루……, 마음은 갈수록 어두워졌습니다.

주어진 일 년을 어떻게 살 것인가.

왕으로서 맘껏 누리며 살 수도 있고, 하루하루 걱정과 근심으로 지낼 수도 있었습니다.

얼마 후 젊은이는 드디어 한 가지 선택을 했습니다.

노예 신분에서 벗어난 뒤 처음으로 뭔가를 제대로 선택한 기분이었습니다.

그 뒤로 젊은이는 자신이 선택한 대로 살기 시작했습니다.

…… 시간이 흘러 어느덧 일 년이 지났습니다.

섬에서 한해살이 왕으로 누리던 날들이 모두 끝난 것입니다.

젊은이는 다시 벌거숭이가 되어 쪽배를 타고 무인도로 향했습니다. 원주민들은 해변으로 몰려나와 젊은이의 마지막 모습을 지켜보았습니다.

무인도로 떠나는 젊은이의 얼굴은 왠지 평온해 보였습니다.

'죽으러 가는 사람이 어떻게 저런 표정을 지을 수 있지?'

오히려 원주민들이 고개를 갸우뚱거릴 정도였습니다.

무인도가 점점 가까워지자 젊은이는 설레는 마음으로 내릴 채비를 했습니다.

무인도는 예전과 전혀 다른 모습이었습니다.

그곳은 이제 먼지만 풀풀 날리던 황무지가 아니었습니다.

시원한 야자수들이 바람에 춤을 추고 있었습니다.

작은 오두막은 꽃으로 둘러싸여 있었고, 나뭇가지에는 온갖 열매가 주렁주렁 달려 있었습니다.

일 년 동안 이 섬에 무슨 일이 있었을까.

젊은이는 배에서 내려 자신의 오두막으로 향하며 지난 일 년을 회상하기 시작했습니다.

일 년 동안 그는 매일 아침 무인도를 찾아와 씨앗을 뿌렸습니다.
메마른 사막에 씨앗을 뿌린들 무슨 소용이 있을까,
설령 싹이 튼다 한들 언제 나무가 되고 언제 숲이 될까,
그래도 땅을 일구고 씨앗을 뿌렸습니다.
젊은이는 긴 시간이 필요한 꿈을 꾸고 있었습니다.
하지만 주어진 시간은 일 년뿐이었습니다.
그래서 씨앗 하나하나에 세월을 담을 수밖에 없었습니다.
씨앗이 아니라 숲을 심는 마음으로 일할 수밖에 없었습니다.
하루하루를 그렇게 살았더니 기적이 일어났습니다.

씨앗이 싹을 틔우고 뿌리를 내리기 시작했습니다.
그 뿌리가 빗물을 머금어 땅이 점점 촉촉해졌습니다.
꽃이 피고 열매가 열렸습니다.
새들이 날아오고 나비와 벌도 찾아왔습니다.
젊은이는 염소, 닭, 돼지들을 데려와 살게 했습니다.
나뭇가지를 엮어 오두막도 지었습니다.
버려진 황무지 섬이 그렇게 하루하루 낙원으로 변해갔습니다.

젊은이는 예전에 주인이 했던 말을 떠올렸습니다.

'아, 이런 게 자유로구나 하는 기분을 경험해봐.'
젊은이는 이제 알 것 같았습니다.
자유란 주어진 하루를 어떤 마음으로 사느냐의 문제라는 것을.
그 일 년 동안 젊은이는 매 순간을 영원처럼 살았던 것입니다.
젊은이는 이제 자신 있게 말할 수 있습니다.
'그래, 이게 자유야.'

아기에게 전하고 싶은 아름다운 가치 사전

자유, 언제든 원하는 마음을 선택하는 것

우울한 기분이 들 때마다
꼭 해야 할 질문이 있단다.
"다른 기분을 선택할 순 없을까?"

하루를 어떤 기분으로 시작할지,
한 해를 어떤 마음으로 살아갈지,
얼마든지 선택할 자유가 너에게 있단다.

원하는 기분과 마음을
언제든 자유롭게 선택할 수 있다면
너는 진정한 자유를 느끼게 될 거야.

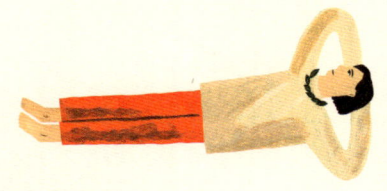

아기를 위한 여백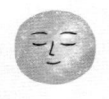

아가야, 하루를 행복하게 시작하기 위해 엄마 아빠는 주로 이런 기분을 선택해.
너도 늘 이런 기분으로 하루를 시작했으면 좋겠어.

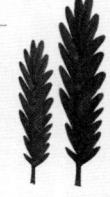

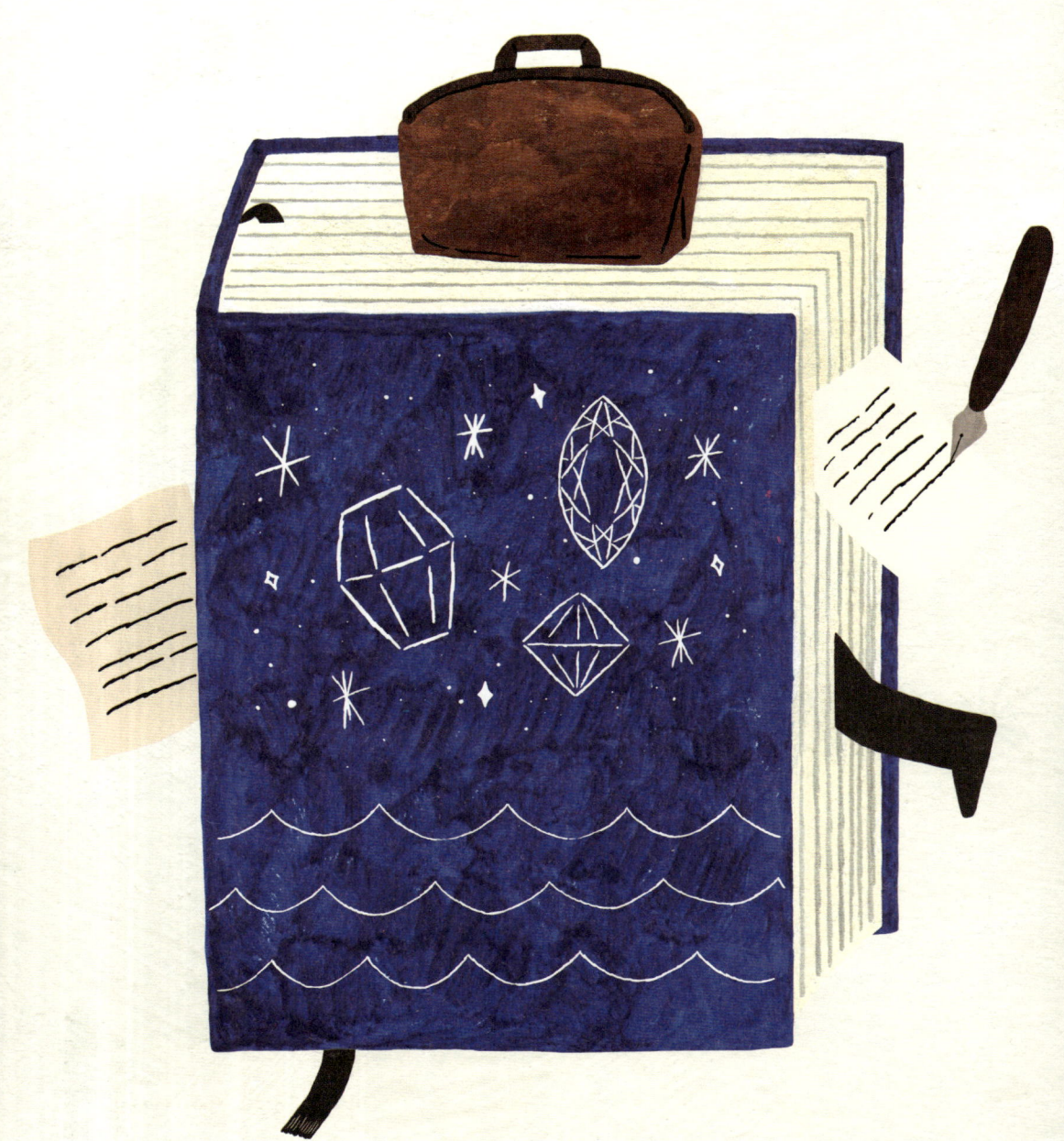

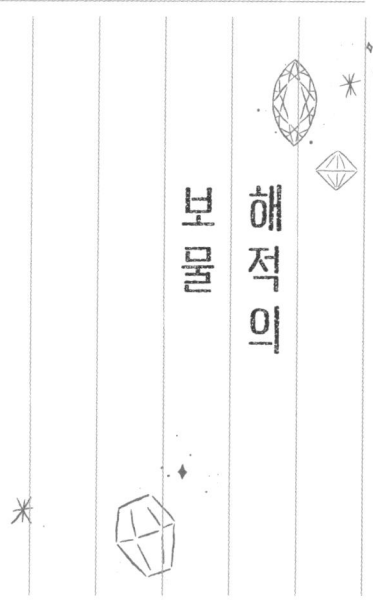

해적의 보물

바다 건너 새로운 땅에 큰 도시가 생겼습니다.

많은 사람들이 그 큰 도시에서 펼칠 꿈을 안고 배에 올랐습니다.

짝을 만나 가정을 이루고 싶은 젊은이들,

장사를 해서 큰돈을 벌고 싶은 상인들,

낯선 곳을 탐험하고 싶은 모험가들,

모두가 새로운 인생, 더 나은 삶을 바라는 사람들이었습니다.

부유한 상인들은 배 위에서도 여전히 돈 자랑만 하고 있었습니다.
큼지막한 가방에는 장사 밑천이 될 돈과 보석이 가득했습니다.
이미 가진 것만으로도 평생 남부럽지 않게 살 수 있건만,
그들은 하나같이 더 많은 부를 거머쥐고 싶어 했습니다.

"한데 당신은 무엇을 팔러 가시오?"
말없이 바다만 바라보고 있는 한 사내에게 상인들이 물었습니다.
"아주 귀한 것이지요."
"귀한 것이라니? 무슨 대단한 보석이라도 갖고 있소?"
"글쎄요, 보석이라면 보석일 수도 있겠지요. 하지만 보석보다 더 귀한 것입니다."
상인들의 관심은 이제 사내의 가방으로 쏠렸습니다.

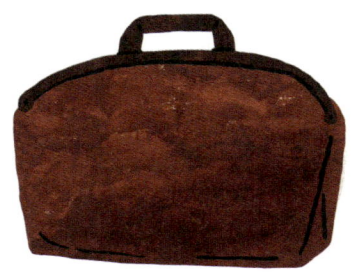

'저 가방 안에 뭐가 들었을까?'
'보석보다 귀한 것이 대체 무엇일까?'

사내가 꾸벅꾸벅 조는 틈을 타 호기심 많은 상인이 가방을 살짝 열어 보았습니다.
가방 안에는 낡은 책 서너 권과 헌 옷가지, 그리고 펜과 종이가 전부였습니다.
"쳇, 아무것도 없구먼."
"이제 보니 순 허풍쟁이잖아?"
상인들은 조롱을 섞어가며 한바탕 웃어댔습니다.

항해가 계속되는 동안 상인들은 대놓고 사내를 비웃었습니다.
가진 것 하나 없이 부자 흉내를 낸다며 손가락질을 하기도 했습니다.
그러거나 말거나 사내는 갑판 구석에 앉아 책을 읽으며 혼자만의 시간을 보냈습니다.

어느 날 망루 위에 있던 선원이 다급하게 소리쳤습니다.
"해적이다, 해적선이 나타났다!"
검은 해골 깃발을 단 해적선이 빠르게 다가왔습니다.

배는 순식간에 해적들 차지가 되었습니다.

해적들은 승객들의 가방과 소지품을 모조리 빼앗았습니다.

부자 상인들이 갖고 있던 돈과 보석들도 고스란히 해적들 손에 넘어갔습니다.

아무것도 빼앗기지 않은 승객은 사내뿐이었습니다.

"가진 것 하나 없이 어디서 뭘 해서 먹고살 생각이었지?"

해적 두목이 사내에게 물었습니다.

"저의 재산은 가방이 아니라 이 안에 있습니다. 이 안에 든 것만으로도 충분히 살아갈 수 있지요."

사내는 손가락으로 자기 머리를 가리켰습니다.

"그 머리 안에 무엇이 들어 있단 말인가?"

해적 두목은 호기심이 생겼습니다.

"제 머릿속에는 평생 읽었던 책과 오랜 생각들, 그리고 어렵게 얻은 삶의 지혜들이 들어 있습니다."

"……자네 직업이 뭔가?"

"시골에서 아이들을 가르치던 선생입니다."

해적 두목은 무슨 생각에서인지 사내를 해적선에 태웠습니다.

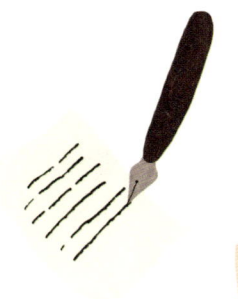
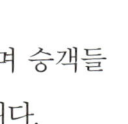

　멀어져가는 해적선을 바라보며 승객들은 그제야 안도의 숨을 내쉬었습니다.
　"휴우, 그래도 목숨만은 건졌군."
　"그럼 뭐하나? 이제 거지로 살아가야 하는 걸."

　며칠 뒤 돈 자랑을 하던 상인들은 빈털터리 신세로 항구에 내렸습니다. 그리고 당장 먹고살기 위해 부두의 노동자가 되어 막일을 하며 살아가야 했습니다.
　이따금 한자리에 모일 때마다 그들은 해적들에게 잡혀간 허풍쟁이 사내를 떠올리곤 했습니다.
　"그 작자는 어떻게 됐을까?"
　"어떻게 되긴, 해적의 노예가 됐겠지."

해적선에 오른 사내는 두목으로부터 뜻밖의 제안을 받았습니다.

"우리에게 글을 가르쳐주시오."

오랫동안 야만인 취급을 받아온 두목은 이제 세상이 바뀌고 있다는 것을 알았습니다. 더 이상 해적 노릇만으로는 살아갈 수 없다는 것도 알고 있었습니다.

"당신의 머릿속에 들어 있는 그 재산을 나눠주시오. 우리 아이들이 야만인으로 크지 않도록 글과 지식을 가르쳐달란 말이오."

해적 두목은 그 대가로 사내에게 필요한 모든 것을 주겠다고 했습니다.

"제 머릿속에 들어 있는 재산은 원래부터 모든 이들에게 나눠주기 위한 것이었습니다."

사내는 해적 두목의 제안을 받아들였습니다.

야만인들이 모여 사는 섬에 학교가 세워졌습니다.

사내는 그 학교의 선생이 되어 아이들을 가르쳤습니다.

그 아이들이 자라나 또 다른 아이들을 가르쳤습니다.

해적의 소굴이었던 섬에 문명이 싹트기 시작했고, 사내는 가장 존경받는 스승이 되었습니다.

흰머리의 노인이 된 해적 두목은 스승의 손을 잡으며 이렇게 말했습니다.

"평생 해적질을 하며 빼앗은 것 중에 가장 귀한 보물은 바로 당신이었소. 그런데 그 머릿속에 든 재산은 아무리 나누어도 줄지를 않는구려."

스승은 미소를 지으며 대답했습니다.

"그게 바로 이 재산의 가장 큰 매력이지요."

아기에게 전하고 싶은
아름다운 가치 사전

지식, 마음먹기에 따라 얼마든지 가질 수 있는 재산

아까운 것과 귀한 것은 같지 않단다.
아까운 것은 금고에 보관하고,
귀한 것은 내면에 간직하지.
재산을 어디에 보관하느냐에 따라 가치가 달라져.

아까운 것은 돈으로 살 수 있지만,
귀한 것은 돈으로도 살 수 없단다.
돈 대신 마음을 열어야 얻을 수 있지.
배우고 익혀 세상을 이롭게 하겠다는 마음이라면
그 귀한 재산은 얼마든지 너의 것이 될 수 있단다.

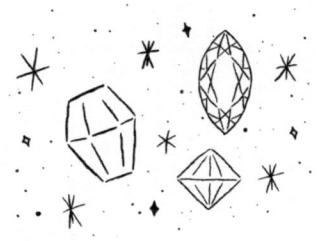

아기를 위한 여백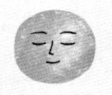

너의 행복을 위해 꼭 필요한 지식은 무엇일까?
엄마 아빠는 너에게 이것만큼은 꼭 전해주고 싶어.

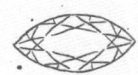

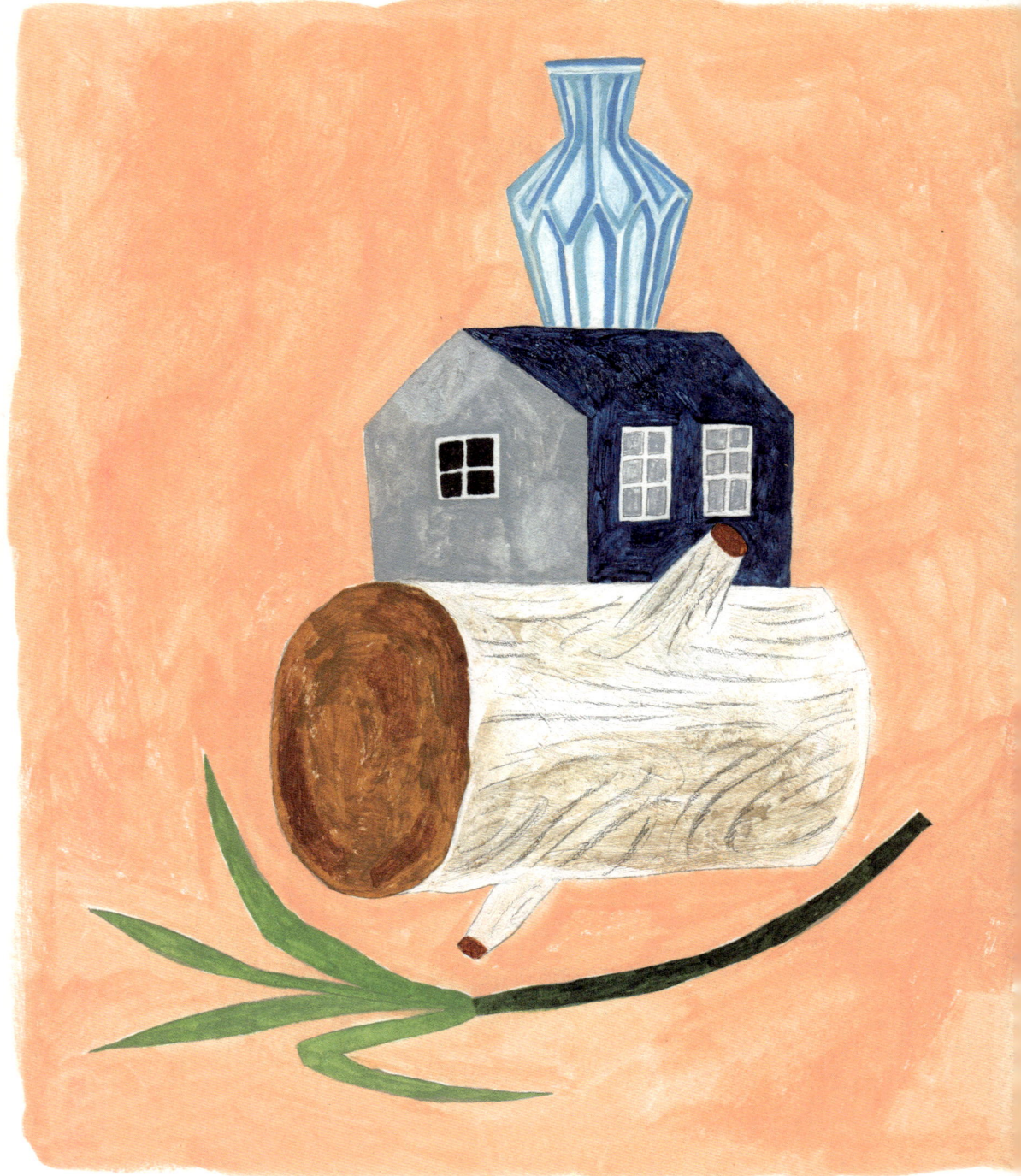

쓸모없는 것들의 고마움

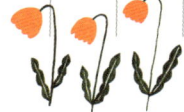

다윗은 너그럽고 지혜로운 왕이었습니다.

치우침 없이 늘 공정하고, 열린 마음으로 세상을 대했습니다.

적어도 신하와 백성들이 보기엔 그랬습니다.

다윗 왕이 어떤 편견을 갖고 있는지, 특별히 무엇을 싫어하고 무엇을 아끼는지는 누구도 알 수 없었습니다.

사실은 다윗 왕도 사람이라 싫어하는 것들이 아주 없진 않았습니다. 무엇보다 그는 거미를 싫어했습니다.

"거미란 놈은 제멋대로 아무 데나 거미줄을 친단 말이야. 머리카락이며 얼굴에 거미줄이 엉키기라도 하면 정말 짜증나지."

다윗 왕은 모기도 싫어했습니다.

"모기란 놈은 쉴 새 없이 앵앵거리며 따갑게 침을 쏜단 말이야. 통통 부어오르는 데다 가려워서 견딜 수가 없어."

다윗 왕은 미치광이도 싫어했습니다.

"그들은 반쯤 풀린 눈에 머리를 풀어 헤치고 이리저리 돌아다닌단 말이야. 정말 꼴 보기 싫은 자들이지."

다윗은 세상을 사랑으로 품고 싶어 하는 왕이었습니다. 하지만 거미와 모기와 미치광이, 이 세 가지만큼은 정말 쓸모없는 것들이라 여겼습니다.

여기까지는 예전의 다윗 왕에 대한 이야기입니다.

이제부터는 다윗 왕이 그토록 싫어했던 세 가지 '쓸모없는 것들'에 대한 이야기입니다.

정확히 말하자면, 그 쓸모없는 것들이 어떻게 다윗 왕의 생각을 바꿔 놓았는지에 대한 이야기입니다.

우선 첫 번째 이야기입니다.

어느 해인가 다윗 왕에게 위기가 찾아왔습니다.

전투 중에 길을 잘못 들어 적군의 추격을 받게 된 것입니다.

사방을 아무리 둘러봐도 달아날 길이 통 보이지 않았습니다.

다윗 왕은 어쩔 수 없이 바위틈으로 난 작은 동굴로 몸을 숨겼습니다. 하지만 적들은 점점 더 촘촘하게 포위망을 좁혀 오고 있었습니다.

'음, 이대로 있다간 꼼짝없이 적들한테 들키겠어.'

다윗 왕은 하늘에 운명을 맡기는 심정으로 눈을 질끈 감았습니다.

그때 거미 한 마리가 동굴 입구에 거미줄을 치기 시작했습니다.

어찌나 재빠른지 순식간에 동굴 입구가 거미줄로 뒤덮였습니다.

잠시 후 적들이 동굴 앞까지 왔습니다. 금방이라도 동굴 속으로 들어올 기세였습니다. 그때 적의 우두머리가 부하들에게 소리쳤습니다.

"이봐, 거긴 아니야. 거미줄이 쳐져 있잖아."

잠시 후 적들은 다른 곳으로 우르르 몰려갔습니다.

이렇게 해서 다윗 왕은 간신히 살아남을 수 있었습니다.

그토록 싫어하던 거미가 생명의 은인이 되어준 것입니다.

이제 두 번째 이야기입니다.

다윗 왕은 어떻게 하면 큰 희생 없이 전쟁을 끝낼 수 있을지 늘 고민

했습니다. 전쟁이란 이기든 지든 양쪽 다 씻을 수 없는 상처를 남기게 마련이라 가능하면 희생 없이 갈등을 해결하고 싶었던 것입니다.

다윗 왕은 생각에 생각을 거듭한 끝에 기발한 계획을 세웠습니다. 한밤중에 적장의 침실로 몰래 들어가 그의 칼을 훔쳐 온 뒤에 이렇게 말할 생각이었던 것입니다.

"이 칼을 보시오. 솔직히 당신 칼을 훔치는 것쯤은 식은 죽 먹기요. 그러니 내가 마음만 먹으면 언제든지 당신을 해칠 수 있지 않겠소?"

이렇게 적장의 기를 꺾어놓으면 손쉽게 이길 수 있을 것 같았습니다.

며칠 동안 기회를 엿보던 다윗 왕은 마침내 적장의 침실까지 살금살금 다가갔습니다.

그런데 뜻밖의 상황이 벌어졌습니다. 훔쳐야 할 칼이 적장의 다리 밑에 놓여 있었던 것입니다. 그대로 꺼냈다가는 들킬 게 뻔했습니다.

'음, 아쉽지만 어쩔 수 없군.'

다윗 왕이 돌아서려고 할 때였습니다. 어디선가 모기 한 마리가 날아와 적장의 다리에 살짝 내려앉는 것이었습니다.

적장은 따끔했던지 잠결에 다리를 살짝 들어 올렸습니다. 다윗 왕은 이때다 하고 재빨리 칼을 빼낸 다음 유유히 침실을 빠져나갔습니다.

이렇게 해서 다윗 왕은 바라던 대로 적장의 항복을 받아낼 수 있었습니다. 그토록 싫어하던 모기 덕분에 계획대로 성공한 것입니다.

끝으로 세 번째 이야기입니다.

한번은 다윗 왕이 적군들에게 완전히 포위된 적이 있었습니다. 꼼짝없이 적의 포로가 될 수밖에 없는 위기 상황이었습니다. 바로 그때 다윗 왕에게 기막힌 아이디어가 떠올랐습니다.

다윗 왕은 갑자기 깔깔 웃으며 옷과 머리를 마구 풀어 헤쳤습니다. 그러고는 미친 사람처럼 춤을 추기 시작했습니다.

적들이 아무리 칼을 겨눠도 그저 즐거운 듯 헤헤 웃으면서 계속 춤을 추었습니다. 누가 봐도 미친 사람으로밖에 보이지 않았습니다.

"설마 이런 미치광이가 다윗 왕은 아니겠지?"

결국 적들은 다윗 왕을 그냥 풀어주었습니다.

이렇게 해서 다윗 왕은 무사히 도망칠 수 있었습니다.

"그토록 싫어하던 미치광이를 흉내 낸 덕분에 목숨을 건지게 될 줄이야!"

이 세 번의 경험이 다윗 왕의 생각을 싹 바꿔놓았다고 합니다.

그 뒤로 다윗 왕은 거미를 보거나 모기에 물려도 투덜거리지 않았습니다. 가끔 길을 가다 미치광이를 만나더라도 고개를 돌리거나 화를 내는 법이 없었습니다.

아기에게 전하고 싶은
아름다운 가치 사전

존중, 서로의 숨은 가치를 찾는 것

필요한 것과 필요 없는 것을 구분할수록 세상은 좁아진단다.
쓸모 있는 것과 쓸모없는 것 사이에 담을 칠수록 마음에 갇히게 되지.

살면서 아프거나 외로울 때면
담 너머로 슬쩍 고개를 내밀어보렴.
늘 그 자리에 있는 그대로
제 몫의 생명을 누리고 있는 그들이 보일 거야.

쓸모없는 것이 있다면
단지 마음에 쌓아둔 담 하나겠지.

그들은 그들대로, 나는 나대로
각자 생긴 대로 세상을 누리며 살아가는 이웃이거든.
서로 존중할 이유는 그것으로 충분하단다.

아기를 위한 여백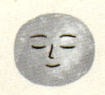

엄마 아빠는 이런 것들은 정말 쓸모없다고 생각했어. 하지만 다시 한 번 생각해볼게.
그것들이 제 몫을 어떻게 하고 있는지 말이야.

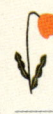

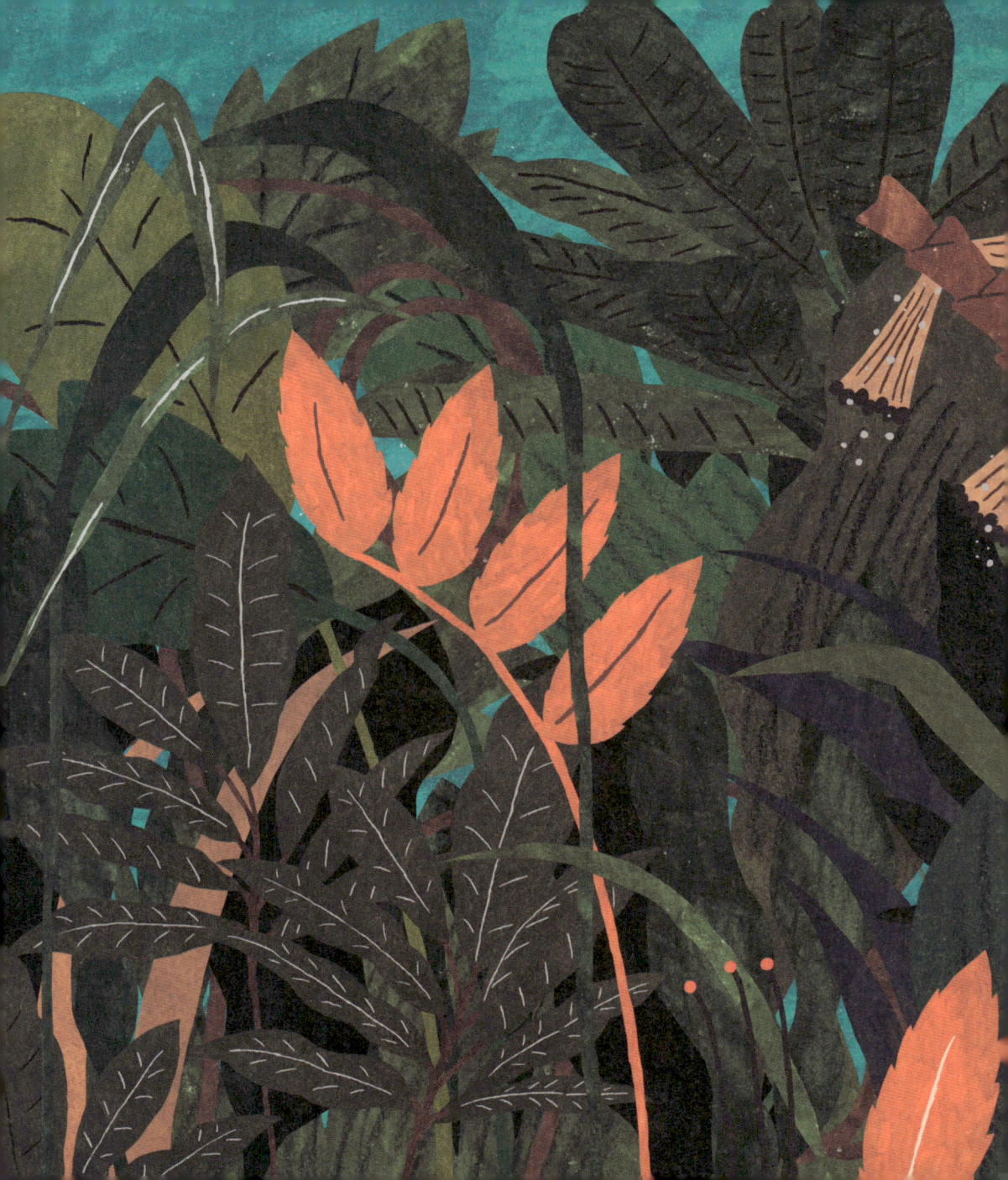

전설의 약초

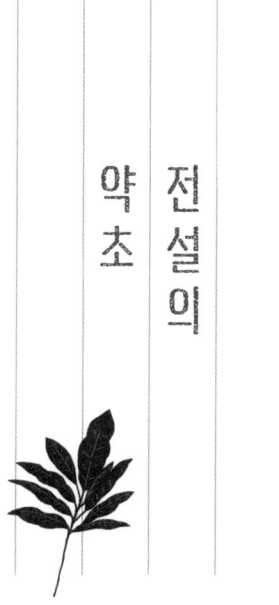

젊은 약초꾼이 있었습니다.

날마다 숲에 들어가 열심히 약초를 캤습니다.

하지만 시장 상인들은 번번이 값을 낮추기 일쑤였습니다.

"이보게, 이렇게 흔한 약초들은 어디에나 널려 있어. 귀한 약초를 캐려면 좀더 깊은 숲으로 들어가보게. 혹시 아나? 운이 좋아 그 귀하다는 전설의 약초라도 만나게 될지."

약초꾼은 깊은 숲으로 들어갔습니다.

사람의 발길이 닿지 않는 곳,

온갖 짐승들이 우글대는 깊고 깊은 숲속으로.

며칠째 얼마나 깊이 들어왔는지 모릅니다.

귀한 약초를 캐고 싶은 마음은 굴뚝같았지만, 솔직히 두려웠습니다.

한 걸음, 또 한 걸음······.

닷새째 되는 날, 약초꾼은 풀밭에 죽어 있는 수사슴 한 마리를 보았습니다.

사나운 짐승한테 물렸는지 목덜미에 큰 상처가 나 있었습니다.

약초꾼은 점점 더 겁이 났습니다.

그때 어디선가 암사슴 한 마리가 이상한 약초를 한 입 물고 나타났습니다. 그러고는 죽은 사슴의 상처 위에 약초를 살짝 내려놓는 것이었습니다.

놀라운 일이 벌어졌습니다.

죽었던 사슴이 갑자기 벌떡 일어난 것입니다.

사슴은 몸을 한 번 부르르 떨고는 아무 일 없었다는 듯 암사슴과 함께 어디론가 휙 사라졌습니다.

약초꾼의 눈은 동그래지고 가슴은 쿵쿵 뛰었습니다.
'아, 저게 바로 죽은 목숨도 살려낸다는 전설의 약초로구나!'
약초꾼은 냉큼 달려가 약초를 주워 담았습니다.
온 세상을 다 차지한 기분이었습니다.

'이 약초를 얼마에 팔면 좋을까? 천 냥, 만 냥?'
약초꾼은 가슴이 벅차 숨도 제대로 못 쉴 지경이었습니다.
'죽은 목숨도 다시 살려내는 약초인데 돈이 문제겠어? 억만금이라도 내놓겠다는 사람이 줄을 서겠지.'
약초꾼은 전설의 약초를 시장에 내놓기만 하면 순식간에 큰돈을 벌 수 있을 거라 믿었습니다.
하지만 일이 그렇게 뜻대로 굴러가지만은 않았습니다.

"뭐라고? 전설의 약초라고? 자네 설마, 그걸 진짜로 믿은 건가?"
시장의 상인들은 배를 잡고 웃기 시작했습니다.
"이보게, 전설의 약초 따위는 옛날이야기에나 나오는 걸세."
아무도 약초꾼의 말을 믿지 않았습니다.
약초꾼은 약초꾼대로 답답해 죽을 노릇이었습니다.
"정말이라니까요? 죽은 사슴이 벌떡 일어섰다니까요?"

아무리 얘기해도 웃음소리만 더 커질 뿐이었습니다.

"좋아요. 정 못 믿겠다면 직접 보여드리죠!"

약초꾼은 전설의 약초를 집어 들고는 사방을 둘러보기 시작했습니다. 새나 강아지, 고양이, 아니면 하다못해 죽은 벌레라도 있으면 당장 약초의 효능을 보여줄 생각이었습니다.

하지만 아무리 둘러봐도 죽은 짐승이라곤 한 마리도 보이지 않았습니다.

약초꾼은 조급해졌습니다.

사람들이 자꾸 놀려대는 통에 자기도 점점 의심이 들기 시작했습니다.

'이게 정말 전설의 약초가 맞을까? 그 사슴이 정말 죽긴 죽었었나? 그냥 잠자다가 벌떡 일어난 건 아닐까? 이 약초가 그냥 평범한 약초면 어떡하지?'

의심이 커질수록 약초꾼은 눈에 불을 켜고 사방으로 뛰어다녔습니다.

그렇게 한참 돌아다니는데 저 멀리 풀숲에 웬 짐승이 눈에 띄었습니다. 새들이 부리로 콕콕 쪼는데도 꼼짝하지 않는 걸 보니 틀림없이 죽은 짐승이었습니다.

'옳지, 이제 약초를 시험할 수 있겠다!'

약초꾼은 얼른 달려가 죽은 짐승 위에 약초를 곱게 내려놨습니다. 그러고는 옆에 쪼그리고 앉아 기다리기 시작했습니다.
'살아나라, 살아나라, 제발 살아나라…….'
약초꾼은 주문을 외듯 연신 중얼거리며 짐승이 벌떡 일어나기만을 기다렸습니다.

그런데 약초꾼이 한 가지 깜빡한 게 있었습니다.
약초를 시험해봐야겠다는 생각만 너무 앞서는 바람에 어떤 짐승인지 확인도 안 해본 것입니다.
'가만, 이거 혹시…… 사자 아닌가?'
이런 생각이 머리를 스치는 순간, 죽어 있던 사자가 으르렁거리며 벌떡 일어났습니다.
약초꾼은 비명을 지를 새도 없이 기절하고 말았습니다.
사자가 약초꾼을 어떻게 했는지는 아무도 알지 못했습니다.
그 뒤로 약초꾼을 본 사람이 아무도 없기 때문입니다.

아기에게 전하고 싶은
아름다운 가치 사전

여유, 이성이 뒤따라오기를 기다리는 것

마음이 말이라면 이성은 고삐란다.
고삐 풀린 말이 저 혼자 날뛰듯이
이성을 놓친 마음은 길이 아닌 곳으로 내달리기 쉽지.

정신없이 뛰어놀다가도
문득 엄마가 안 보이면 울음을 터뜨리는 아이처럼
급하고 바쁠수록 멈춰 서서 기다려야 한단다.
놓쳐버린 이성이 뒤따라오기를.

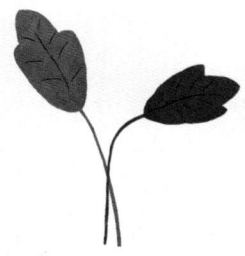

아기를 위한 여백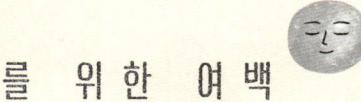

살다 보면 해야 하는 일에 쫓겨 여유를 잃기 쉽단다.
엄마 아빠도 급하게 달려오느라 '나중에 생각해야지' 하며 미뤄둔 것들이 있어.

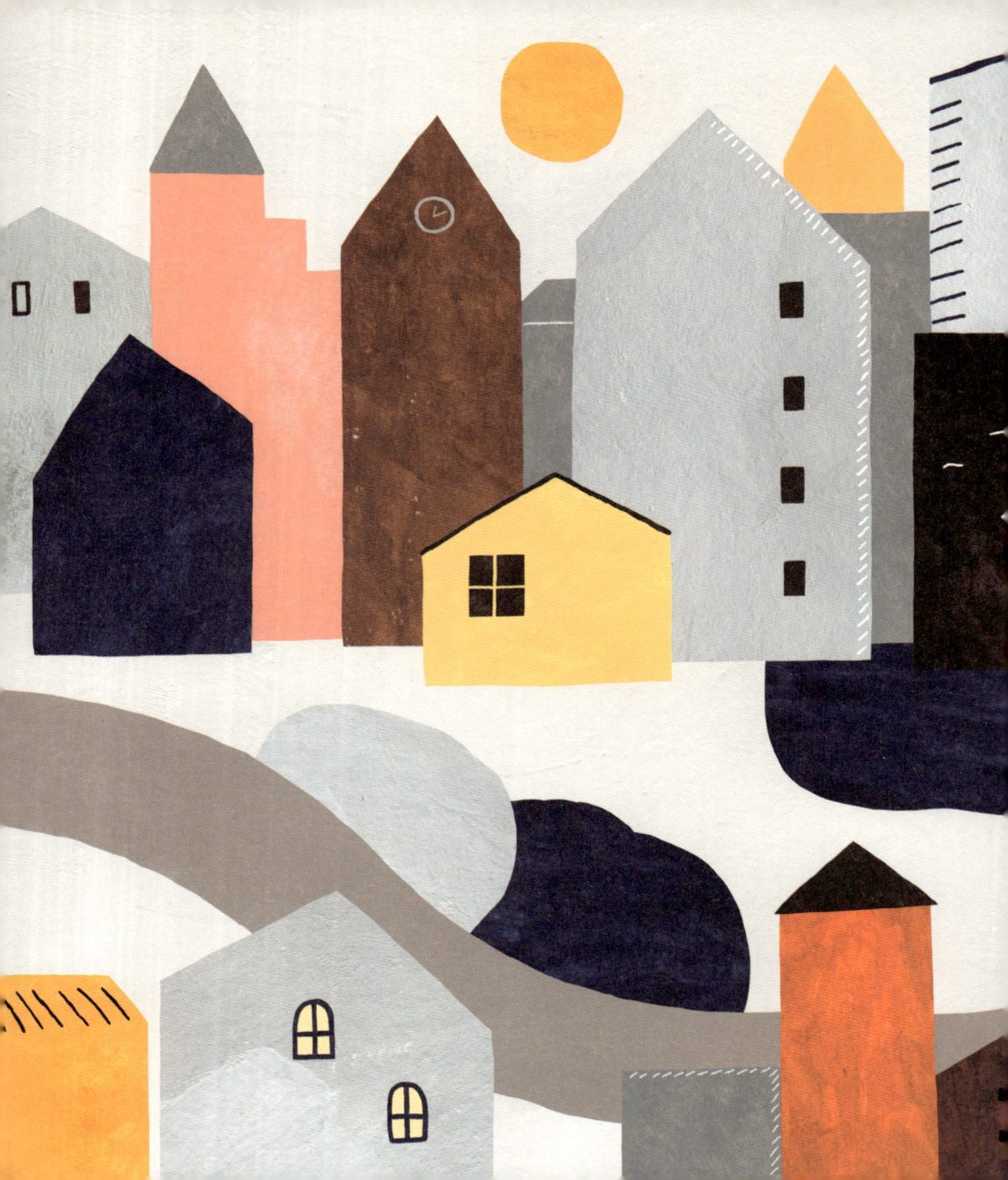

꼭 물어봐야 할 것

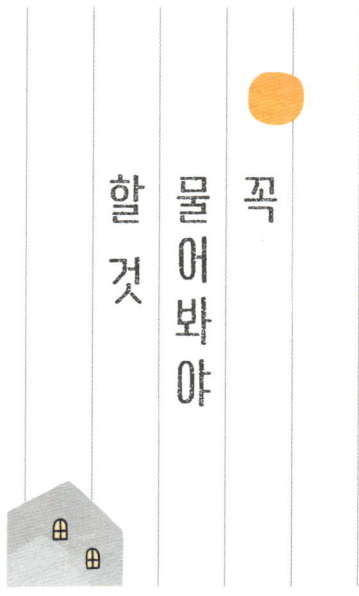

여행 가방을 든 젊은이가 황급히 마차를 세웠습니다.

"여기서 항구까지 얼마나 걸리나요?"

"글쎄, 한 세 시간?"

"좀 태워주시겠어요?"

"타시오."

마차에는 나이 지긋한 신사가 타고 있었습니다.

젊은이는 맞은편에 앉아 신사에게 인사를 건넸습니다.

마차는 인적이 드문 산길을 부지런히 달렸습니다.

"기대에 잔뜩 부푼 얼굴이로구먼."

신사가 젊은이에게 불쑥 말을 걸었습니다.

"눈빛도 열정적이고, 꾹 다문 입술에서 남다른 의지가 느껴져. 그래, 자네 꿈이 뭔가?"

젊은이의 얼굴에 미소가 번졌습니다.

그렇지 않아도 창밖을 보며 자신의 멋진 미래를 상상하고 있던 차에 아주 반가운 질문을 받은 것입니다.

"사업가가 되는 것이 저의 꿈이에요."

"흠, 사업가라……, 계획은 세웠는가?"

"우선 큰 도시로 가서 가게 점원으로 일할 계획입니다. 아무리 힘든 일이라도 차근차근 배워가며 경험을 쌓을 거예요."

"그래, 그래야겠지. 마음가짐이 훌륭하구먼."

신사는 고개를 끄덕이며 맞장구를 쳐주었습니다.

젊은이는 품속에서 수첩까지 꺼내 보이며 들뜬 목소리로 앞날의 계획을 이야기했습니다. 수첩에는 해야 할 일들의 목록이 빽빽하게 적혀 있었습니다.

신사는 젊은이에게서 오래전 자신의 모습을 보는 듯했습니다.

"그래, 나도 처음엔 그렇게 시작했지. 좋군, 아주 좋아."

신사는 젊은이에게 도움이 될 만한 이야기들을 들려주었습니다.

젊은이는 신사의 한마디, 한마디를 수첩에 적어가며 열심히 귀 기울였습니다.

마차는 산길을 빠져나와 들판을 달리고 있었습니다.

젊은이는 확 트인 풍경이 마치 자신의 밝은 미래처럼 느껴졌습니다.

젊은이와 신사는 시간 가는 줄 모른 채 끝없이 이야기를 주고받았습니다.

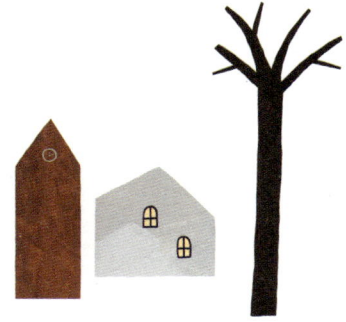

그러는 동안 마차에 오른 지 어느덧 세 시간이 훌쩍 지나고 있었습니다.

"이제 곧 항구에 도착할 때가 됐군요. 그렇죠?"

젊은이는 고개를 돌려 마부에게 물었습니다.

말발굽 소리 때문에 못 들었는지 마부는 대답이 없었습니다.

그때 맞은편 신사의 눈이 동그래졌습니다.

"항구라니, 대체 무슨 소린가?"

"세 시간이면 항구에 도착한다고 했거든요."

그러자 신사는 고개를 크게 저으며 말했습니다.

"아니야, 아니야. 젊은이, 항구는 반대 방향일세."

"예? 그럼 이제까지 정반대 쪽으로 달려왔다는 말씀인가요?"

"그렇다네. 어째서 이 마차가 항구로 간다고 생각했지?"

젊은이는 마부 쪽으로 고개를 쑥 내밀며 외쳤습니다.

"도대체 저를 왜 마차에 태워주셨죠?"

그러자 마부는 뜬금없다는 듯 이렇게 대답했습니다.

"그냥 태워달라고만 하지 않았소? 어디로 가는 마차냐고 물었어야지!"

젊은이는 말문이 막히고 말았습니다.

마차는 어둑어둑해진 들길을 쉬지 않고 달렸습니다.

신사와 젊은이는 더 이상 아무 말도 하지 않았습니다.

조금 전까지만 해도 꿈과 열정으로 가득했던 마차 안에 어색한 침묵만 맴돌고 있었습니다.

아기에게 전하고 싶은 아름다운 가치 사전

성찰, 발자국이 어디로 향하는지 살펴보는 것

꿈만 꾸는 걸음과
꿈을 이루는 걸음은 같지 않단다.

방랑자는 주어진 길을 걸을 뿐이지만,
여행자는 그 길이 맞는지 살펴보지.

방랑자는 쉬지 않고 걸을 뿐이지만,
여행자는 길 위에서 잠시 멈출 줄 안단다.

방랑자의 발자국은 어지럽게 찍혀 있지만,
여행자의 발자국은 한길로 이어져 있지.

꿈을 이룬다는 것은
주어진 길을 열심히 걷는 것이 아니라
스스로 길을 찾는 것이란다.

아기를 위한 여백

너를 위한 엄마 아빠의 계획, 그 행복한 꿈을 이루기 위해 지금 제대로 가고 있는지 살펴봐야겠어.
엄마 아빠는 너와 함께 이런 길을 걷고 싶어.

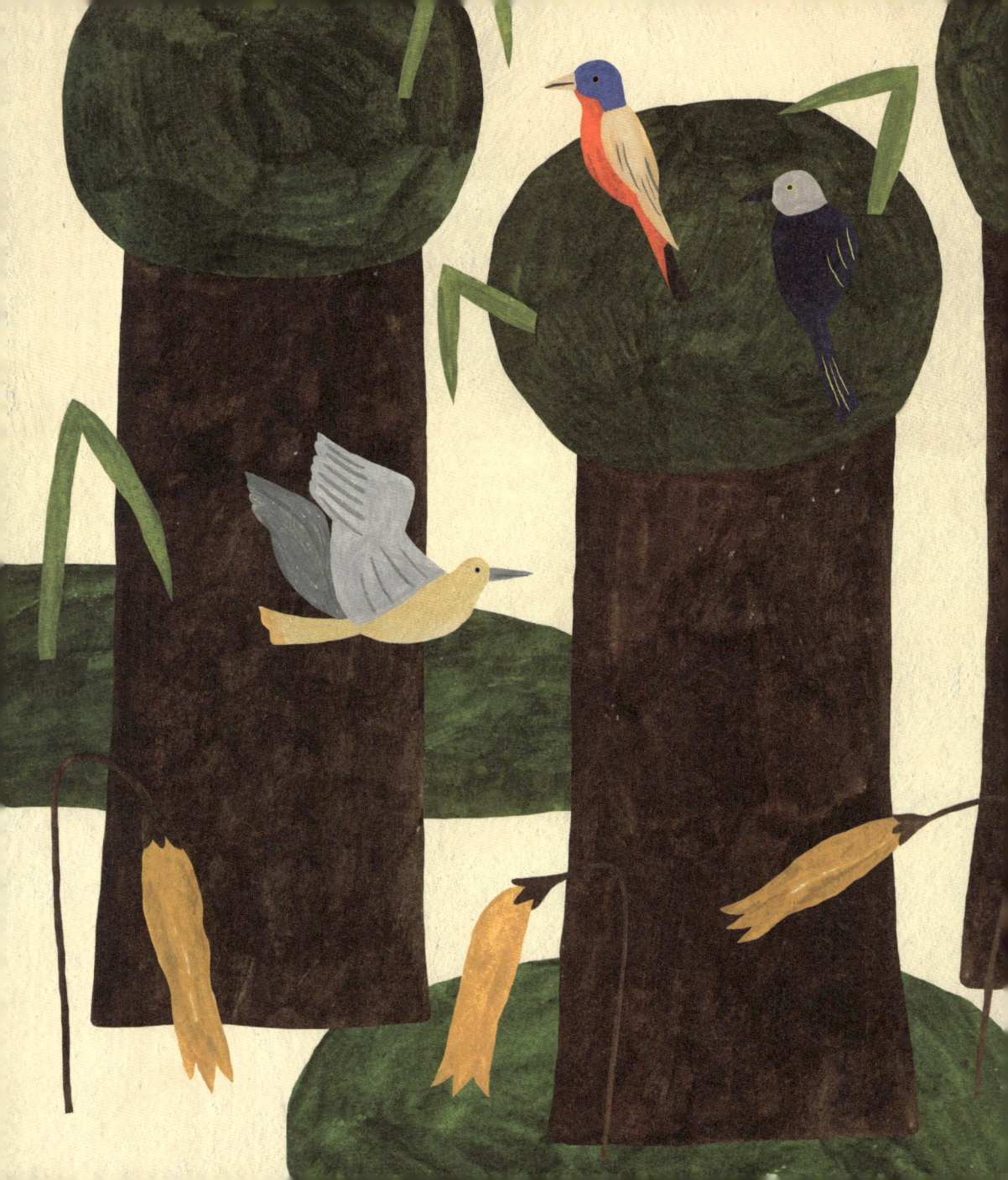

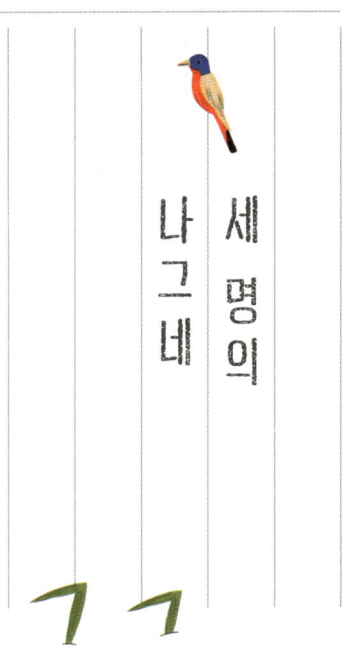

세 명의 나그네

나무 그늘 아래 작은 샘터가 있습니다.

새 한 마리가 나뭇가지에 앉아 쉬고 있습니다.

한낮의 뜨거운 햇살을 피해 나그네들이 차례차례 샘터로 찾아들었습니다.

첫 번째 나그네가 헐레벌떡 달려와 정신없이 물을 마셨습니다.

그러고는 갈 길이 바쁜지 서둘러 길을 떠났습니다.

그가 떠난 자리에 돈주머니가 떨어져 있었습니다.

'저런, 돈주머니를 떨어뜨렸네. 이를 어쩌나.'

새는 애가 탔습니다.

두 번째 나그네가 샘터를 찾았습니다.

물을 마시려고 허리를 숙이다가 돈주머니를 보았습니다.

주머니 안에 금화가 가득했습니다.

그는 두리번두리번 사방을 둘러보더니 훌쩍 자리를 떴습니다.

'저런, 남의 돈주머니를 가로채다니. 이를 어쩌나.'

새는 애가 탔습니다.

세 번째 나그네가 지친 걸음으로 샘터를 찾았습니다.

그는 맑고 시원한 샘물을 실컷 마시고는 바위에 걸터앉아 땀을 식혔습니다.

잠시 후 돈주머니를 놓고 간 첫 번째 나그네가 다시 샘터로 달려왔습니다.

"이보시오, 내 돈주머니 못 봤소?"

"돈주머니라니, 그게 무슨 소리요?"

"내가 좀 전에 흘린 돈주머니 말이오. 당신이 줍지 않았소!"
"생사람 잡지 마시오!"
두 나그네가 서로 멱살을 잡고 싸우기 시작했습니다.
첫 번째 나그네는 홧김에 주먹을 휘둘렀습니다.
아무 죄도 없는 세 번째 나그네는 그만 기절하고 말았습니다.
첫 번째 나그네는 세 번째 나그네의 옷을 샅샅이 뒤졌습니다.
돈주머니가 나오지 않자 그는 화를 내며 샘터를 떠났습니다.
'저런, 아무 죄도 없는 사람을 때리다니. 이를 어쩌나!'
새는 애가 탔습니다.

새는 구름 위로 날아올라 신에게 기도했습니다.

신이시여,
저는 방금 세 가지 어처구니없는 일들을 보았습니다.
첫 번째 나그네가 돈주머니를 떨어뜨렸는데도 신께서는 잠자코 보고만 계셨지요.
두 번째 나그네가 마치 제 것인 양 돈주머니를 갖고 도망쳤는데도 신께서는 그냥 놔두셨습니다.
그리고 아무 죄도 없는 세 번째 나그네가 얻어맞고 기절할 때까지 신께서는 무심하게 보고만 계셨습니다.
　세상을 공평하게 굽어살피시는 신께서 어찌하여 이 모든 일들을 그냥 보고만 계시는지 이해할 수 없습니다.

　새의 기도에 신이 응답했습니다.

　작은 새야,
　너는 다 보았다고 말하지만 사실은 못 본 것이 더 많구나.
　세상의 모든 일에는 그 원인이 있는 법이란다.
　잘 들어보아라.
　첫 번째 나그네가 떨어뜨린 돈주머니는 사실 그의 아버지가 훔친 것이니라.
　그리고 두 번째 나그네는 바로 돈주머니를 도둑맞은 자의 아들이니라.
　마지막으로 억울하게 맞아 기절한 세 번째 나그네는 오래전에 누군가를 때려 크게 다치게 했는데, 그가 바로 첫 번째 나그네의 형이었느니라.
　돈주머니는 돌고 돌아 다시 제자리를 찾아갔고,
　폭력은 폭력대로 형제 사이를 오가며 되갚음을 한 셈이니라.

선과 악이란 이런 것이다.
보이는 것만으로 전부를 이해할 수는 없느니라.

새는 더 이상 아무 말도 할 수 없었습니다.

아기에게 전하고 싶은
아름다운 가치 사전

복, 지금보다 언젠가를 위해 선행을 쌓아가는 것

지금 이 마음,
이 한마디와 행동들은 사라지지 않고,
언젠가 다른 모습이 되어 너에게 되돌아올 거야.
고운 말은 더 곱게,
선한 행동은 더 선하게,
어진 마음은 더 어질게,
복이 되어 돌아오겠지.

복이란,
'지금' 아닌 '언젠가'를 위해,
'나' 아닌 '너'를 위해
하루하루 정성껏 선행을 쌓아가는 것이란다.

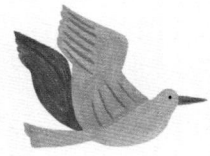

아기를 위한 여백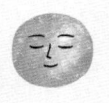

복을 짓는다는 것은 무슨 뜻일까? 같은 상황이라도 복을 부르는 행동과 복을 차는 행동이 있겠지?
아가야, 엄마 아빠는 오늘도 복을 짓는 마음으로 이런 일들을 했단다.

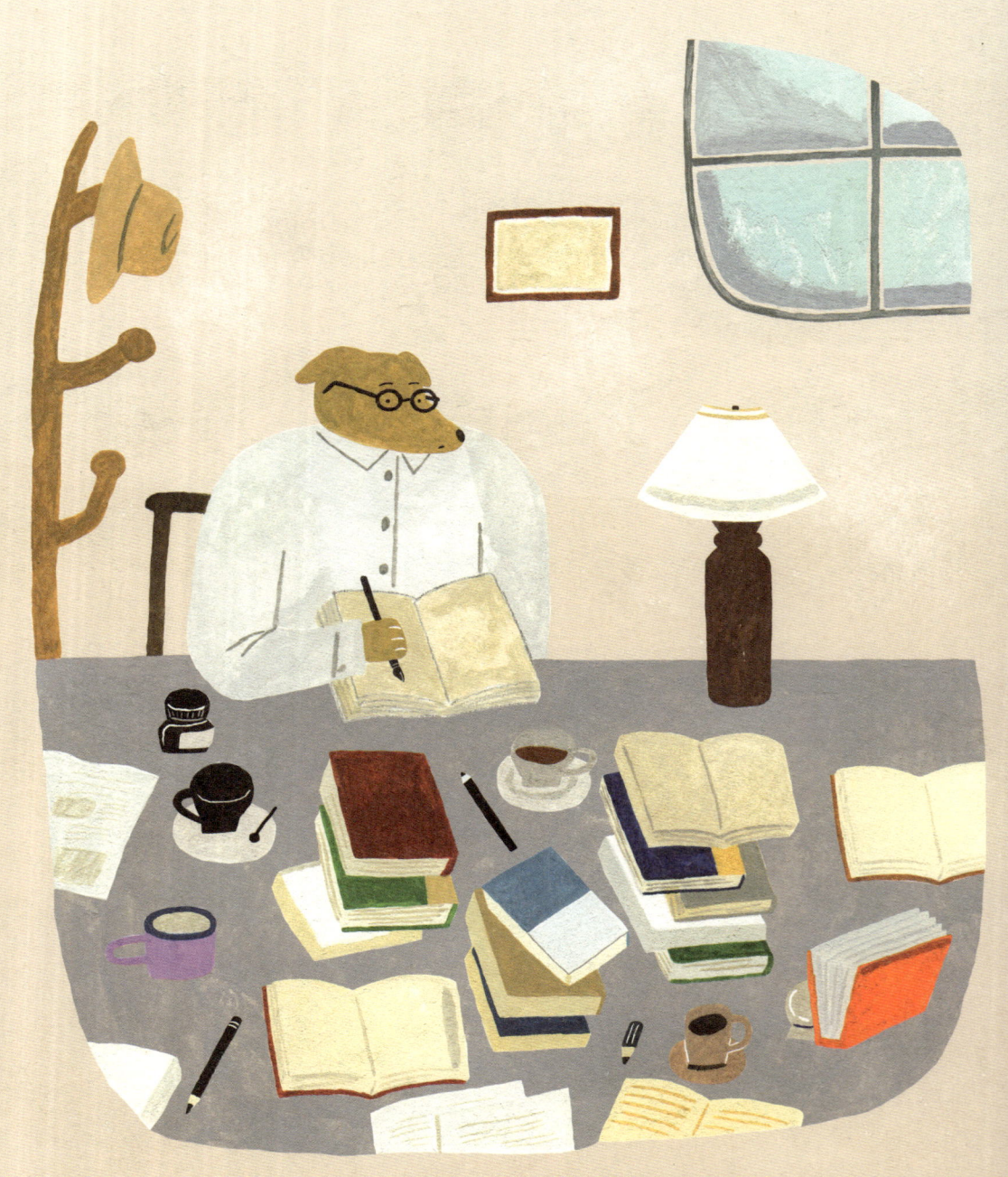

어느 학자의 눈물

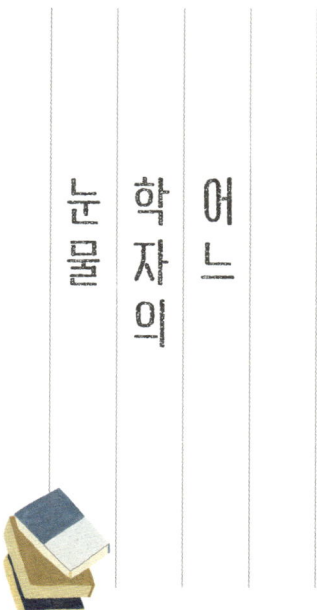

평생 공부만 해온 학자가 있었습니다.

날마다 책에 적힌 지혜의 말들을 가슴에 새기며 누구보다 현명하게 나이 드는 것이 학자의 꿈이었습니다.

사는 동안 사람의 도리를 어긴 적이 단 한 번도 없었습니다.

바닥에 기어 다니는 벌레 한 마리조차 행여 다칠까 조심조심 걷고, 남에게 상처가 되는 말은 절대 입 밖에 내지 않았습니다.

사람들은 이 훌륭한 학자가 부디 오래오래 살아 세상의 빛이 되어주기를 바랐습니다.

하지만 아무리 성인군자라도 세월을 거스를 수는 없었습니다.

학자는 어느덧 주름 가득한 백발 노인이 되었습니다.

제자들은 하루하루 스승이 늙어가는 모습을 안타까워했습니다.

그러나 학자는 자연의 순리를 담담하게 받아들였습니다.

세월이 좀더 흘러 학자는 몸을 가눌 수 없게 되었습니다.

학자는 이제 세상과 이별해야 할 때가 왔다는 것을 알았습니다.

집 앞으로 수많은 제자들이 모여들기 시작했습니다.

다들 스승이 눈을 감기 전에 어떤 유언을 남길지 궁금해하는 표정이었습니다.

학자는 누운 채로 고개를 살짝 돌려 제자들을 바라보았습니다.

빼곡히 모여든 제자들 중에는 농부들도 있었습니다.

대장장이와 양치기, 갓난아기를 업은 아낙네, 그리고 코흘리개 아이들도 보였습니다.

잘난 것 없고 예쁠 것도 없는 평범한 사람들,

강물처럼 들풀처럼 울고 웃으며 살아가는 다정한 이웃들,

그들을 바라보는 학자의 눈빛이 가늘게 떨리기 시작했습니다.

제자들은 깜짝 놀랐습니다.
학자의 눈에서 갑자기 눈물이 흘러내렸기 때문입니다.
늘 진지하고 온화한 표정만 짓고 있던 학자가 어린아이처럼 울기 시작했습니다.

몇몇 제자들이 학자 곁으로 다가갔습니다.
"스승님, 어찌하여 눈물을 흘리십니까?"
한 제자가 물었습니다.
학자는 계속 눈물만 흘렸습니다.
또 한 명의 제자가 학자에게 말했습니다.

"스승님, 스승님은 평생 단 하루도 학문을 게을리하지 않으셨습니다. 저희를 가르치실 때도 전혀 빈틈을 보이지 않으셨죠. 어디 그뿐입니까, 스승님은 세상 그 누구보다 헌신적으로 남을 도우셨고, 옳지 않은 일에는 아예 발을 들여놓지도 않으셨습니다. 스승님은 신께서도 인정할 만큼 완벽한 인생을 사셨습니다. 그런데 어찌하여 이토록 서글프게 우십니까?"

잠시 후 학자는 고개를 천천히 끄덕이며 입을 열었습니다.
"그래, 네 말이 맞다. 그래서 눈물이 나는구나."
"예? 그게 무슨 말씀이세요?"
학자는 다시 목소리를 가다듬으며 말을 이었습니다.

"세상을 떠나는 이 순간 스스로 묻고 스스로 답해보았다.
늘 공부했는가?
남을 돕는 일에 최선을 다했는가?
매일 밤마다 신께 기도를 올렸는가?
언제나 바르게 살았는가?
이 모든 질문에 나는 '그렇다'고 대답할 수 있다.
하지만 단 한 가지 질문이 나를 울리는구나."

"그게 어떤 질문입니까?"

스승은 다시 눈물을 흘리며 이렇게 대답했습니다.

"……평범한 삶을 살아보았는가? 이 질문에 나는 결코 '그렇다'고 말할 수가 없구나. 그래서 지금 이렇게 회한의 눈물을 흘리는 것이다."

제자들은 말문이 막히고 말았습니다.

스승의 눈에서는 하염없이 눈물이 흘러내렸고, 제자들은 그 모습을 그저 멍하니 바라볼 수밖에 없었습니다.

아기에게 전하고 싶은
아름다운 가치 사전

후회, 덜 채워진 하루를 되돌아보는 시간

아가야, 어떻게 살 것이냐는 질문에는
대답하기가 참 어렵단다.
그래서 질문을 이렇게 바꿔보았어.
"하루를 어떻게 채울 것인가?"

삶이 아니라 하루라면 대답하기가 좀 쉬워지지 않을까?
큰 뜻을 품고 살건 소소한 재미를 좇으며 살건
주어진 하루는 똑같단다.

다만 그 하루를
후회 없이 온전히 누렸는지
그 대답에 따라 하루의 무게가 달라진단다.
그런 하루하루가 모여 삶이 되는 거야.

아기를 위한 여백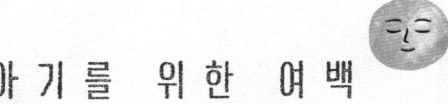

엄마 아빠의 오늘 하루는 이렇게 채워졌단다. 엄마 아빠가 생각하는 오늘 하루는 말이야.

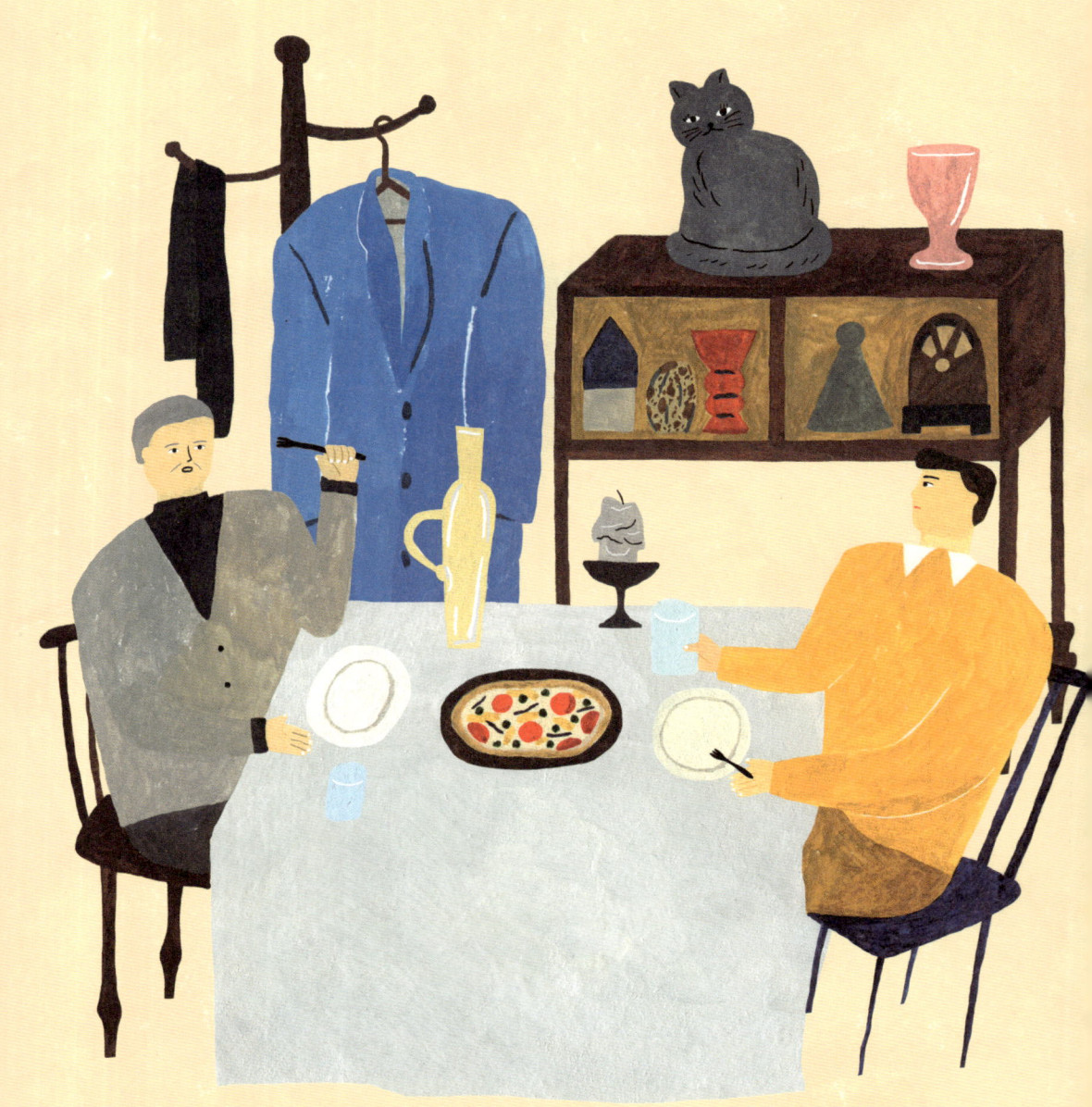

도시 영감, 시골 젊은이

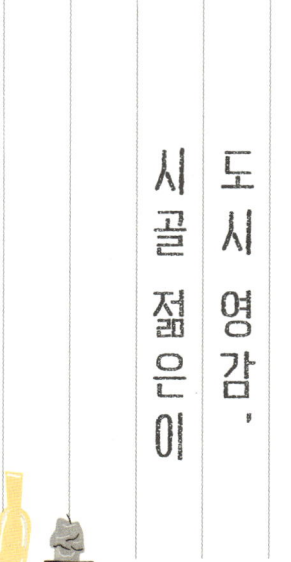

도시 한복판 시장 입구에 오래된 전당포가 있습니다.

꼬장꼬장한 영감 혼자서 운영하는 곳입니다.

'눈 뜨고 코 베인다는 도시에서, 그것도 온갖 뜨내기들이 들끓는 시장통에서 영감 혼자 어떻게 버텨왔을까?'

사람들은 영감의 성공 비결을 궁금해했습니다.

"비결이라……, 하나 있긴 하지. 뭐고 하니 '아무도 믿지 말라'는 걸세. 이 한마디만 명심해도 살아남을 수 있지, 암 그렇고말고."

아무도 믿지 말라, 이 말이 곧 영감의 인생철학이었습니다.

그래서인지 영감 주변에는 사람이 없었습니다.

가족은 물론이고 술 한 잔 같이 마실 친구도 없었습니다.

"영감님, 좀 쓸쓸하지 않으세요?"

그러면 영감은 이렇게 말합니다.

"믿는 도끼에 발등 찍히는 것보다야 쓸쓸한 게 훨씬 낫지."

영감은 밤잠이 없는 편이었습니다.

하루는 우연히 창밖을 보다가 이상한 장면을 목격했습니다.

달밤에 웬 젊은이가 뭔가를 땅에 묻고 있는 것이었습니다.

'대체 뭘 파묻는 거지?'

영감은 호기심도 무척 많은 편이라 가만있을 수가 없었습니다.

젊은이가 사라지자마자 영감은 냉큼 달려가 땅을 파보았습니다.

'아니, 이럴 수가!'

묵직한 돈주머니가 나왔습니다.

하나, 둘, 셋……, 세어보니 자그마치 은화 5백 냥이었습니다.

영감은 사방을 휘휘 둘러보고는 돈주머니를 품에 쏙 넣었습니다.

'내 손안에 들어온 돈은 무조건 내 것'

이것이 영감의 두 번째 성공 비결이었습니다.

"멀쩡한 돈을 땅에 파묻다니, 저런 바보가 어디 있어?"

영감은 오히려 그 순진한 젊은이를 탓했습니다.

그런데 다음 날 아침, 바로 그 젊은이가 영감을 찾아왔습니다.

'이 녀석이 돈주머니를 내놓으라고 하면 무조건 모른다고 딱 잡아떼야지.'

하지만 젊은이는 너무도 순진한 시골뜨기였습니다.

"영감님, 제가 시골 출신이라 모자란 게 참 많아요. 그래서 도시 생활에 익숙하신 영감님께 지혜를 얻고자 합니다. 실은 제가 엊그제 올라오면서 돈주머니 두 개를 미리 준비해뒀거든요. 시장에서 꼭 사야 할 물건이 있어서요. 작은 주머니에는 은화 5백 냥이 들었고, 큰 주머니에는 금화 5백 냥이 들어 있죠. 그런데 혹시 도둑맞을 수도 있겠다 싶어 간밤에 작은 주머니를 땅속에 몰래 감춰뒀어요. 그래서 말씀인데 큰 주머니도 같이 묻어두는 게 좋을까요, 아니면 믿을 만한 사람한테 맡겨두는 게 좋을까요?"

그의 얘기를 듣는 동안 영감의 머리는 분주히 돌아가고 있었습니다.

'살다 살다 이렇게 순진하고 어리석은 녀석은 처음일세.'

영감은 짐짓 근엄한 표정을 지으며 말했습니다.

"이보게 젊은 친구, 이 도시에서 믿을 만한 사람을 찾기란 거의 불가능하다네. 내가 자네라면 아무도 믿지 않을 거야. 그리고 작은 주머니를 묻어둔 곳에 큰 주머니도 함께 묻어둘 걸세."

영감의 말에 젊은이는 고개를 조아리며 고마워했습니다.

"감사합니다! 어르신 말씀대로 큰 주머니도 함께 묻어둬야겠어요."

젊은이가 돌아가자마자 영감은 바빠졌습니다.

우선은 간밤에 훔친 작은 주머니를 그 자리에 도로 파묻어두는 게 급선무였습니다.

'이렇게 해야 녀석이 안심하고 큰 주머니를 묻어두지 않겠어?'

영감은 속으로 '이게 웬 횡재냐?' 싶었습니다.

은화 5백 냥만 해도 큰돈인데 이제 금화 5백 냥까지 저절로 굴러들어오게 된 것입니다.

그날 밤, 영감은 몰래 숨어 젊은이가 나타나기만을 기다렸습니다.

자정 넘어 새벽 1시쯤 젊은이가 나타났습니다.

젊은이는 사방을 두리번거리더니 이내 땅을 파기 시작했습니다.

'옳지, 큰 주머니를 파묻는구나.'

젊은이가 돌아가자마자 영감은 쪼르르 달려 나갔습니다.

그러고는 정신없이 땅을 파기 시작했습니다.

하지만 땅속에는 아무것도 없었습니다.

큰 주머니는커녕 방금 묻어둔 작은 주머니조차 보이지 않았습니다.

'그럴 리가 없어, 그럴 리가 없어!'

계속해서 땅을 파봤지만 헛일이었습니다.

영감은 바닥에 털썩 주저앉고 말았습니다.

마치 자기 돈을 모두 잃은 것 같은 심정이었습니다.

영감은 믿을 수가 없었습니다.

도시 한복판 시장에서 산전수전 다 겪어본 사람이 순진한 시골 청년에게 뒤통수를 제대로 한 방 맞은 셈이었습니다.

'있지도 않은 금화 5백 냥을 미끼로 감쪽같이 나를 속이다니!'

영감은 분하고 억울하고 창피했습니다.

영감은 자기 욕심에 자기가 걸려 넘어갔다는 사실을 받아들이고 싶지 않았습니다. 무엇보다 그 욕심을 멋지게 이용한 젊은이의 꾀를 인정하기가 죽도록 싫었습니다.

아기에게 전하고 싶은
아름다운 가치 사전

지혜, 마음을 헤아리는 꾀

땅에 묻힌 돈주머니를 가로채는 것은 '꾀'란다.
마음에 묻힌 욕망을 볼 줄 아는 것은 '지혜'지.
꾀 많은 눈에는 돈주머니가 보이지만,
지혜로운 눈에는 마음이 보이지.

마음을 헤아리고 욕심을 다스릴 수 있을 때
꾀는 지혜로 자란단다.

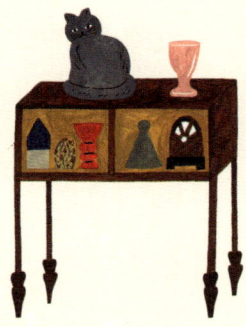

아기를 위한 여백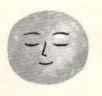

꾀를 내어 얻은 것과 지혜롭게 얻은 것의 차이는 무엇일까?
엄마 아빠도 간혹 욕심을 다스리지 못할 때가 있단다.

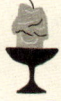

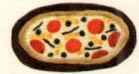

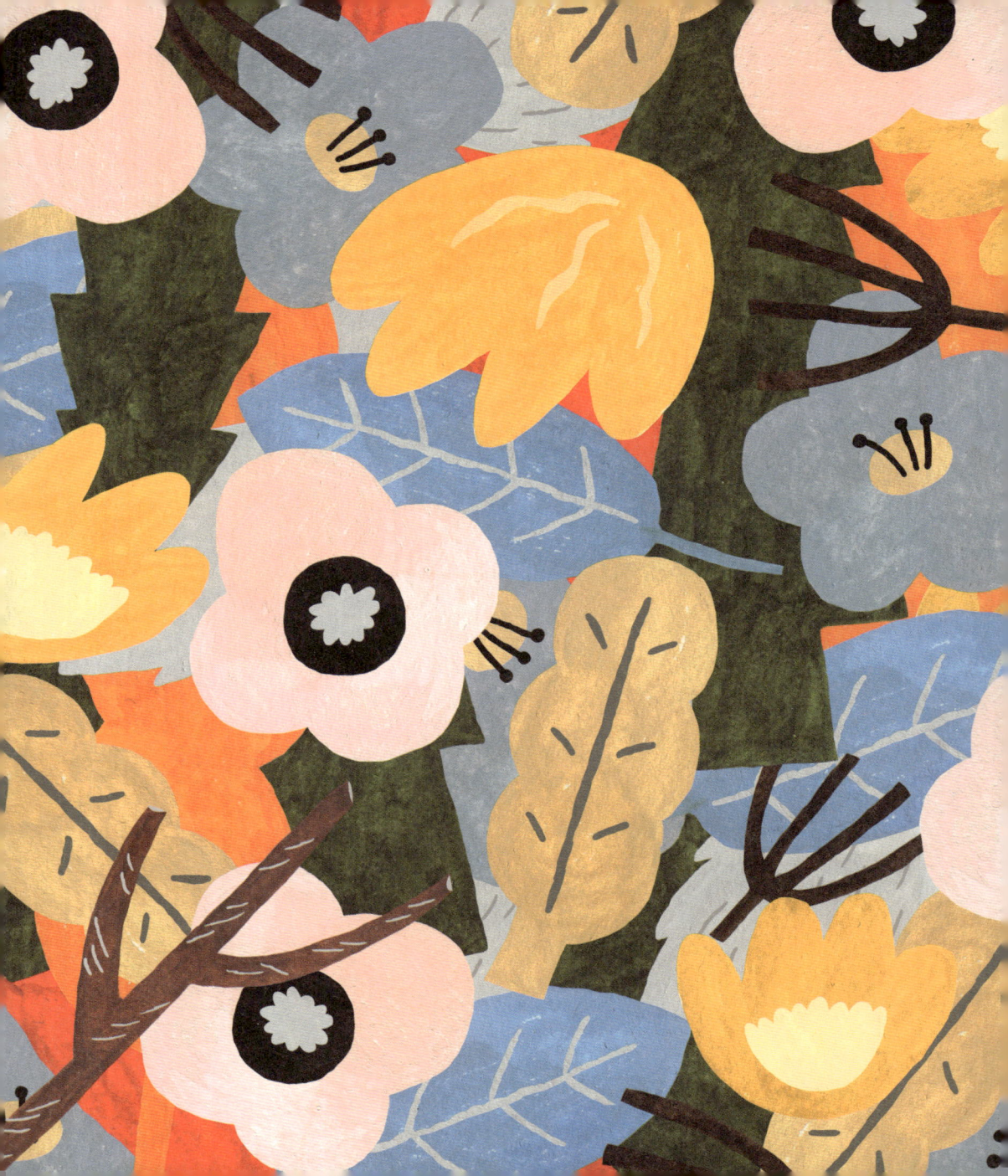

아름다운 무인도

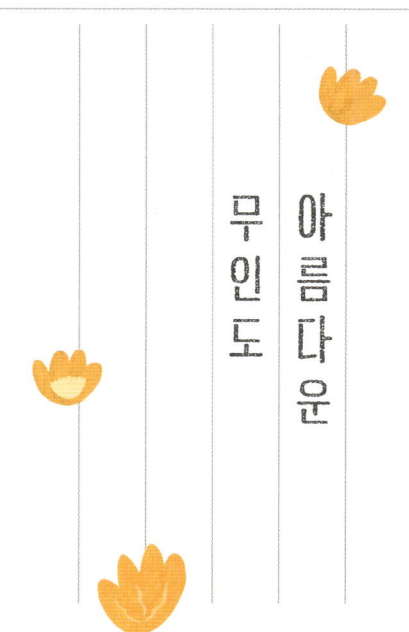

    이 섬에 오신 것을 환영합니다.

    이번엔 여러분 차례군요.

    긴 항해를 하다 보면 누구나 한 번쯤은 이 아름다운 무인도를 거치기 마련이죠.

    물론 여러분은 아직 배에서 내리지 않았으니 이 섬이 어떤 섬인지 잘 모르실 겁니다.

벌거벗은 원주민들이 살고 있는지,
사나운 짐승들이 들끓는 곳인지,
아니면 물 한 방울 없는 메마른 섬인지 여러모로 불안하시겠죠.
그래서 말씀인데, 앞서 이 무인도를 경험했던 사람들의 이야기를 참고해보시는 건 어떨까요?

언젠가 승객을 잔뜩 싣고 가던 배가 폭풍을 만난 적이 있습니다.
배는 파도에 이리저리 휩쓸리다 엉뚱한 곳에서 아침을 맞았는데, 그게 바로 이 무인도였답니다.
섬을 보는 순간, 승객들의 입에서 탄성이 터져 나왔죠. 눈앞에 너무도 아름다운 낙원이 펼쳐져 있었기 때문입니다.

선장은 배를 수리하는 동안 섬에 잠시 머물기로 결정했습니다.
"하지만 여러분! 너무 멀리 가시면 안 됩니다. 순풍이 불면 곧바로 출발해야 하니까요."
승객들은 술렁거리기 시작했습니다.
그냥 배에 머물겠다는 사람, 잠시나마 해변을 거닐고 싶다는 사람, 숲에 들어가 섬을 만끽하고 싶다는 사람……, 다들 의견이 제각각이었습니다.

잠시 후 승객들은 각자의 입장에 따라 다섯 무리로 나뉘었습니다.

자, 이제부터 본격적인 이야기가 시작됩니다.

이들 다섯 무리가 제각각 어떻게 행동하고, 또 어떤 결과를 맞게 되었는지 하나하나 살펴볼까요?

첫 번째 무리

이 사람들은 아예 배에서 내리지도 않았습니다.

눈앞에 푸른 야자나무들이 손짓하는데도 꾹 참고 그냥 선실에 머물기로 한 거죠.

섬에 전혀 흥미를 못 느낀 걸까요? 그렇진 않습니다.

다만 목적지에 도착하기 전까지 절대로 한눈팔지 않겠다는 의지가 너무 강했던 겁니다.

"섬에서 흥청망청 지내다가 자칫 배를 놓치기라도 하면 낭패잖아요. 그런 위험을 감수하느니 차라리 배에 머무는 편이 낫죠."

결국 이 사람들은 낙원을 경험할 수 있는 드문 기회를 조금도 누리지 못했습니다.

두 번째 무리

이 사람들은 배에서 내렸습니다.

신발을 벗고 바지를 둘둘 말아 올린 다음 하얀 모래밭을 거닐며 파도에 발을 적시기도 했습니다.

야자나무 그늘 아래 앉아 열매를 나눠 먹으며 싱그러운 바닷바람을 한껏 들이마시기도 했죠.

"숲속엔 무엇이 있을까?"

무인도의 숨겨진 비경이 궁금하기도 했지만 정작 숲으로 들어서는 사람은 없었습니다. 이들은 잠시나마 피로를 푼 다음 미련 없이 해변을 떠나 다시 배로 돌아갔습니다.

살짝 아쉽긴 하지만 그래도 잠깐의 휴식 덕분에 활기를 되찾았을 뿐만 아니라 남은 항해도 거뜬히 견딜 수 있었다고 합니다.

세 번째 무리

이 사람들도 처음에는 두 번째 무리처럼 해변을 거닐며 휴식을 즐겼습니다.

하지만 두 번째 무리가 돌아간 뒤에도 이들은 좀더 섬에 머물렀습니다.

"숲속엔 무엇이 있을까?"

선뜻 들어서지는 못해도 호기심은 좀처럼 사라지지 않았죠.

"우리, 조금만 더 쉬다 갑시다."

해변에 대한 미련과 숲을 향한 호기심이 자꾸만 이들을 붙잡았습니다. 야자나무 그늘 아래 드러누워 잠을 자는 사람도 있었습니다.

그때 갑자기 바람의 방향이 바뀌더니 배에서 출발신호가 울려 퍼졌습니다. 이들은 그제야 화들짝 놀라며 배를 향해 뛰기 시작했습니다.

다행히 배에 올라타기는 했지만 너무 급하게 서두른 탓에 가방이며 신발 따위를 잃어버리기도 했답니다.

네 번째 무리

이들은 두 번째, 세 번째 무리와 달리 해변에서의 휴식만으로는 만족할 수 없어 과감하게 숲으로 들어섰습니다.

한 발 한 발 들어갈수록 신기한 나무들과 향기로운 열매들이 살랑살랑 유혹했습니다. 하지만 더 이상 해변에서 멀어질 수는 없었죠.

그 대신 이들은 숲과 해변의 경계 지점에서 느긋하게 즐기기로 했습니다.

잠시 후 바람의 방향이 바뀌고 출발신호가 울려 퍼졌지만 누구 하나 서두르는 사람이 없었습니다.

"설마 우릴 두고 떠나겠어요?"

하지만 막상 배가 출발하자 다들 부랴부랴 바다에 뛰어들기 바빴습니다. 그리고 죽기 살기로 헤엄을 친 뒤에야 배에 오를 수 있었죠.

간신히 배에 타긴 했지만 하나같이 물에 빠진 생쥐 꼴이었습니다. 게다가 온몸이 바위에 긁히고 부딪히는 바람에 다들 상처투성이였습니다. 이들 중 대부분은 훗날 목적지에 도착한 뒤에도 오랫동안 후유증에 시달렸다고 합니다.

다섯 번째 무리
이 사람들은 배에서 내리자마자 숲으로 성큼성큼 들어갔습니다. 그리고 아무도 돌아오지 않았습니다.

섬의 아름다움에 넋을 잃은 나머지 숲속으로 너무 깊이 들어갔기 때문입니다. 게다가 탐스런 열매들 중에 더러는 독성이 강한 것도 있다는 사실을 그들은 몰랐습니다. 향기로운 꽃나무 뒤에 사나운 맹수나 독충이 살고 있다는 것도 전혀 몰랐습니다.

결국 그들은 길을 잃거나 맹수에 쫓겨 하나둘씩 사라지고 말았습니다.

멀리서 출발신호가 울려 퍼졌지만 다섯 번째 무리에서 그 소리를 들은 사람은 아무도 없었습니다.

자, 이야기는 여기까지입니다. 도움이 되셨는지요?
인생이라는 긴 항해를 하다 보면 누구에게나 이 아름다운 무인도처럼 즐겁고 짜릿한 순간을 만날 기회가 찾아온다고 합니다.

사람마다 그런 순간들을 대하는 방식에 조금씩 차이는 있지만, 앞서 소개한 다섯 무리에서 크게 벗어나는 경우는 거의 없다고 하더군요.

여러분이라면 어떤 선택을 하시겠습니까?

아기에게 전하고 싶은
아름다운 가치 사전

균형, 가야 할 곳을 향해 나아가는 행복한 여행법

누구에게나 가야 할 목적지가 있지만,
거기까지 도착하는 방법은 제각각이란다.

앞만 보고 달려가는 사람,
쉬엄쉬엄 즐기며 가는 사람,
놀면서 더디 가는 사람,
놀다가 너무 늦게 가는 사람,
놀다가 길을 잃는 사람…….

산다는 건 왔던 길을 되돌아 다시 떠날 수 없는
단 한 번의 여행이기에
가는 내내 균형을 잡아야 한단다.

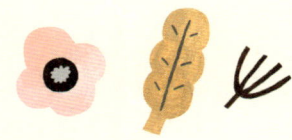

아기를 위한 여백

엄마 아빠도 균형 잡힌 삶을 위해 매번 노력해야 한단다.
엄마 아빠에게도 해야 할 일들, 누리고 싶은 순간들, 미루고 싶은 것들이 있어.

· · ·

누구에게나 자기만의 별이 있습니다.
사는 동안 그 별을 잠시 잊기도 합니다.
하지만 고맙게도 별이 빛날 때가 있습니다.
자기보다 더 소중한 사람을 만났을 때,
사람이 귀하다고 느끼는 순간,
더 좋은 사람으로 살아가고 싶어지는
그 뭉클한 순간마다 별이 빛납니다.
그 별이 당신의 영혼입니다.

3
CHAPTER

영혼을 밝혀주는 이야기

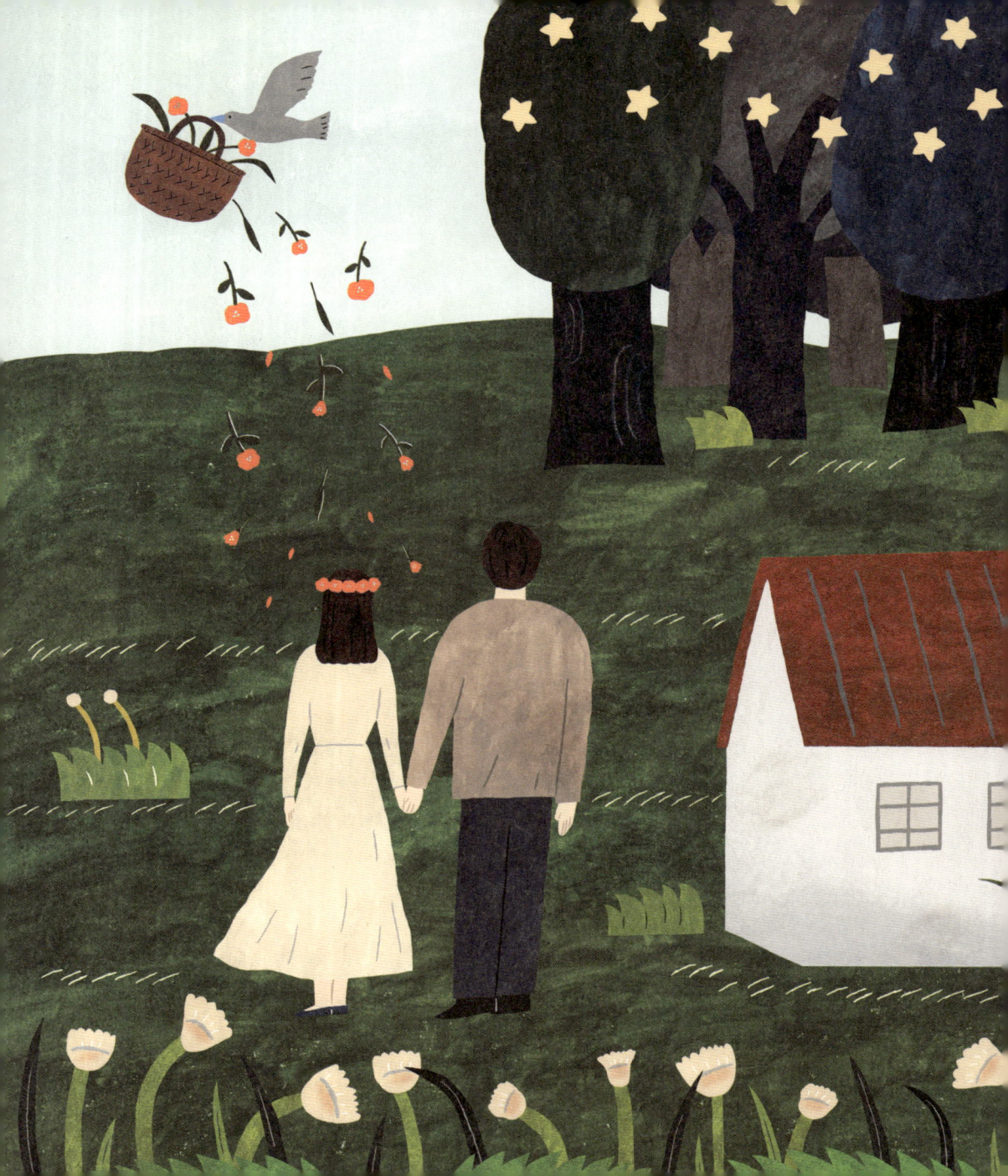

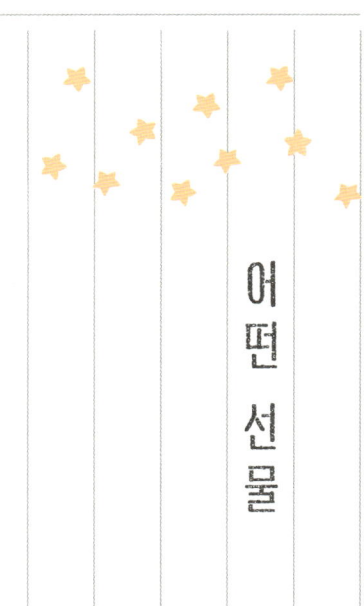

어떤 선물

옛날 어느 마을에 가난한 부부가 살았습니다.

살림살이는 변변치 않았지만, 그래도 마음은 늘 넉넉했습니다.

둘 다 아직 젊고 부지런한 데다 서로를 무척 아꼈기 때문에 웬만한 고생쯤은 얼마든지 이겨낼 수 있었습니다.

하지만 그런 부부에게도 남모르는 고민이 하나 있었습니다.

결혼한 지 몇 년이 지나도록 아기가 생기지 않았던 것입니다.

일 년, 이 년, 삼 년……,

부부는 날마다 빌고 또 빌었습니다.

"딸도 좋고 아들도 좋으니 부디 귀엽고 사랑스러운 아기를 낳게 해 주세요."

그렇게 십 년을 기도했지만 아기는 좀처럼 생기지 않았습니다.

아내는 걱정이 이만저만이 아니었습니다.

여자가 아기를 못 낳으면 집에서 쫓겨나는 시절이었습니다.

남편도 괴롭긴 마찬가지였습니다.

친척들이며 이웃 어른들 할 것 없이 만나는 사람마다 듣기 싫은 소리를 해대는 것이었습니다.

"이보게, 더 늦기 전에 부인과 헤어지게. 그리고 얼른 새장가를 들어서 아이를 낳아야지."

남편은 말도 안 된다며 펄쩍 뛰었습니다.

아기를 갖고 싶은 마음은 굴뚝같았지만 그렇다고 아내를 버릴 순 없었습니다.

그런데 하루하루 지날수록 남편의 마음도 조금씩 흔들리기 시작했습니다. 아내를 두고 주변에서 자꾸만 수군대다 보니 마음이 점점 어두운 쪽으로 기우는 것이었습니다.

예전에는 마냥 사랑스럽기만 하던 아내가 왠지 미워질 때도 있고, 집안일에 지쳐 잠깐 낮잠을 자는 모습조차 이젠 게으르게 느껴졌습니다.

'아, 정말 헤어져야 하는 게 아닐까?'

남편도 점점 주변 사람들과 같은 생각을 하기 시작했습니다.

어느 날 남편은 마을에서 가장 현명하다는 노인을 찾아갔습니다.

그리고 조심스럽게 속내를 털어놓았습니다.

"어르신, 어떻게 하면 아내와 잘 헤어질 수 있을까요?"

남편은 비록 헤어지더라도 상처를 주고 싶지는 않았습니다.

노인은 잠시 생각하더니 이렇게 말했습니다.

"우선 아내를 위해 성대한 잔치를 열게. 그리고 손님들 앞에서 큰 목소리로 아내를 칭찬하게. 십 년간 함께 살아온 아내가 얼마나 훌륭한 여인이었는지 모두가 알 수 있도록 말일세. 그럼 사람들은 두 사람이 결코 서로를 미워해서 헤어지는 게 아니라고 생각할 걸세."

노인의 말을 새겨듣던 남편은 문득 아내에게 선물을 주고 싶어졌습니다. 그동안 함께 고생하며 살아온 아내를 위해 이별 선물이라도 주는 게 도리일 것 같았습니다.

남편이 선물 이야기를 꺼내자 노인도 고개를 끄덕였습니다.
"그럼 이렇게 하게. 잔치가 끝날 즈음 아내에게 물어보게나. 자네가 갖고 있는 것들 중에서 평생 꼭 간직하고 싶은 것 한 가지만 말해보라고 말일세. 그리고 그것이 무엇이든 꼭 선물로 주겠다고 말하게."

남편은 노인이 시킨 대로 성대한 잔치를 열었습니다.
친척들, 이웃 어른들 할 것 없이 모두 초대했습니다.
잔치가 끝날 즈음 남편이 아내에게 물었습니다.
"내 비록 가진 건 없지만 그래도 당신이 평생 간직하고 싶은 것이 있거든 한 가지만 말해보구려."
그러자 아내는 집 안을 한 바퀴 빙 둘러보기 시작했습니다.
마치 남편과 함께해온 추억들을 하나하나 되돌아보는 것 같은 모습이었습니다.
잠시 후 아내의 시선이 남편의 얼굴 위에서 멈추었습니다.
아내는 남편의 눈동자를 바라보며 말했습니다.
"예나 지금이나 제가 갖고 싶은 것은 오로지 하나뿐이랍니다. 그건 바로 당신이에요."

그 순간 남편은 숨이 멎는 듯했습니다.

'내가 지금 무슨 짓을 하고 있는 거지?'

몹쓸 최면에서 깨어난 기분이었습니다.

남편은 아내를 똑바로 쳐다볼 수가 없었습니다.

아내는 그런 남편을 꼭 안아주었습니다.

남편은 아내의 품에 안겨 아이처럼 눈물을 흘렸습니다.

이야기는 여기까지입니다.

남편은 잠시나마 아내와 헤어지려고 했던 마음을 멀리멀리 던져버렸습니다. 그리고 예전보다 훨씬 더 아내를 사랑했습니다.

그로부터 몇 달 뒤, 아내의 배가 불러오기 시작했습니다.

그렇게 빌고 빌어도 생기지 않던 아기가 기적처럼 엄마 뱃속에 내려앉은 것입니다.

그 뒤로 부부는 두 해에 걸쳐 딸 하나, 아들 하나를 차례차례 낳아 행복하게 살았다고 합니다.

아기에게 전하고 싶은
아름다운 가치 사전

믿음, 마음 깊이 뿌리를 내리는 일

바람이 불면 나무가 춤을 추듯이
마음도 때로는 이리저리 흔들릴 수 있단다.
뿌리 덕분에 나무가 꿋꿋하게 서 있듯이
믿음 덕분에 마음도 제자리를 지킬 수 있어.

언제든 흔들리지 않는 마음이라면
애초에 믿음도 필요 없었을 거야.
언제든 마음이 흔들릴 수 있기 때문에
믿음이 필요한 거란다.
그래서 우리가 할 일은
날마다 조금씩, 마음 깊이, 믿음의 뿌리를 내리는 일이야.

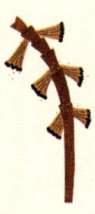

아기를 위한 여백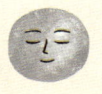

믿음이 뿌리를 내리려면 우선 씨앗부터 심어야 해.
아가야, 엄마 아빠는 이런 믿음을 갖고 있단다.

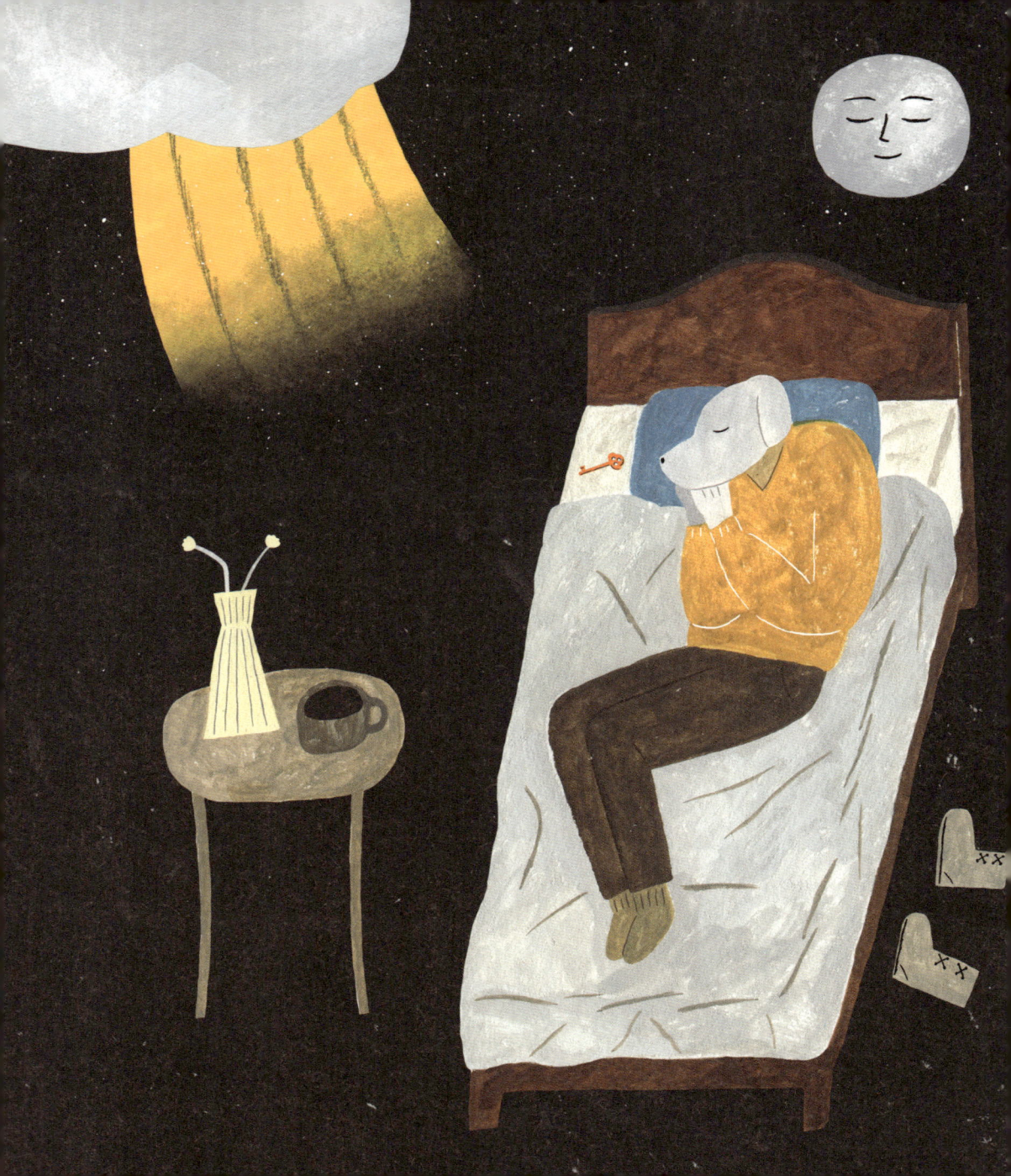

아버지와 아들

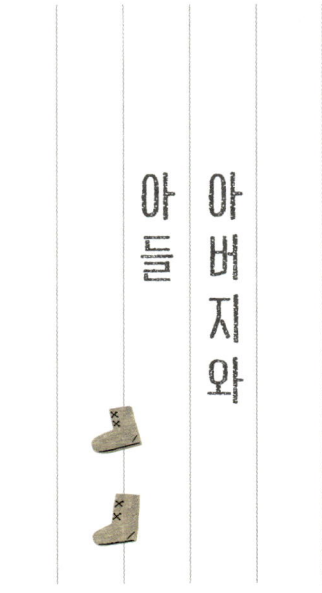

혼자 살던 목수가 어느 날 꿈을 꾸었습니다.
꿈결에 아기 울음소리를 들었습니다.
잠에서 깨어 문을 열어보니 작은 바구니가 놓여 있었습니다.
바구니 안에 솜털이 보송보송한 아기가 울고 있었습니다.

아기는 울음을 뚝 그치고 목수를 빤히 쳐다보았습니다.

목수는 그 맑은 눈동자에서 빠져나오지 못했습니다.

'……쯧쯧, 어쩌다 여기까지 왔니?'

목수는 아기를 살포시 안아 올렸습니다.

아기의 작은 손이 목수의 새끼손가락을 꼭 쥐었습니다.

혼자 살던 목수는 이렇게 덜컥 아비가 되어버렸습니다.

'이 아기를 잘 키울 수 있을까.'

목수는 밤마다 잠든 아기를 바라보며 한숨 지었습니다.

그때마다 아기의 숨결이 한숨을 밀어냈습니다.

밤잠을 설치며 잠든 아기를 보는 동안 목수는 조금씩 아버지가 되어갔습니다.

아기는 걸음마를 배우고 말을 배웠습니다.

아버지는 나무를 깎아 장난감을 만들어주었습니다.

나무 인형을 갖고 놀던 아기는 좀더 자라서 망치질을 배우고 톱질을 배우며 소년이 되어갔습니다.

다 자란 나무를 베어 집을 짓는 것이 목수의 일인데,

자고 나면 쑥쑥 크는 아이 때문에 이제 아버지는 나무 베는 일이 자꾸 망설여집니다.

아들은 팔뚝이 굵어지고 어깨도 탄탄해졌습니다. 키도 훌쩍 자라 이젠 아버지가 올려다봐야 했습니다.

그래도 잠잘 땐 여전히 아기였습니다.

잠든 아들을 가까이 보려고 아버지는 바닥에 무릎을 꿇었습니다.

그렇게 기도하는 법을 배웠습니다.

어느 날 외양간을 짓겠다며 땅을 파던 아들이 반짝반짝 빛나는 작은 돌을 발견했습니다.

"아버지, 보석을 주웠어요."

아들이 건네준 보석을 아버지는 손바닥에 올려놓고 한참 들여다보았습니다.

"이게 행운인지 아닌지 아직은 모르겠으니 시간을 두고 천천히 지켜보자꾸나."

아버지는 아들의 미래를 위해 씨앗을 심는 마음으로 보석을 장롱 깊숙이 넣어두고는 열쇠로 꼭 잠갔습니다.

'저 보석을 내다 팔면 더 이상 힘들게 일하지 않아도 될 텐데.'

덩치는 커도 아들의 생각은 아직 아버지의 속뜻을 따라오지 못했습니다.

또래의 소년들처럼 아들도 서둘러 어른이 되고 싶었습니다.

어린 티를 벗느라 아들은 번번이 아버지와 부딪쳤습니다.

말다툼이 심한 날이면 아버지는 행여 미움이 생길까 두려워 잠든 아들을 하염없이 들여다보았습니다.

어느 날 왕의 신하들이 아버지를 찾아왔습니다.

궁을 새로 짓는 일에 노련한 목수가 필요하다고 했습니다.

거역할 수 없는 부름에 아버지는 긴 여행을 준비했습니다.

다만 아들을 혼자 두고 가는 것이 못내 마음에 걸렸습니다.

그날 밤 아버지는 한참 못 볼 아들의 잠든 얼굴 앞에서 또 한숨을 쉬었습니다.

아들의 숨결은 아버지의 한숨을 밀어내지 못했습니다.

하지만 이튿날 새벽길을 먼저 밟은 이는 아버지가 아니라 아들이었습니다.

아들이 남긴 편지를 읽어 내려가던 아버지는 가슴이 무너져 내리는 소리를 들었습니다.

'아버지, 이제 다 컸으니까 제가 대신 다녀올게요.'

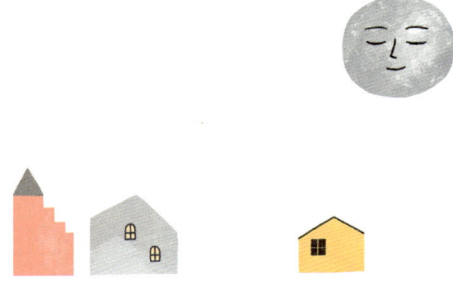

아들은 뛰어난 목수의 자식답게 맡은 일을 거뜬히 해냈습니다.

큰 도시의 화려한 겉모습에 잠시 넋을 잃기도 했지만 임무를 잊는 법은 없었습니다.

기둥을 세우고 서까래를 잇고 지붕을 올리는 동안 계절이 서너 번 바뀌었습니다.

집 떠나 세 번째 봄을 맞던 날, 아들은 구릿빛 얼굴을 자랑스레 치켜들며 고향으로 향했습니다.

하지만 다시 만난 아버지는 아들이 그리워하던 그 모습이 아니었습니다.

퀭한 눈에 깡마른 얼굴, 하얗게 센 머리카락……,
아버지는 아들을 알아보지 못했습니다.

아들이 타지에서 보낸 삼 년이라는 세월이 아버지에게는 삼십 년처럼 길었습니다.

이웃 어른들이 찾아와 아들에게 말했습니다.

"네가 떠난 뒤로 줄곧 불면증을 앓기 시작했단다. 잠을 자야 낫는 병인데 잠을 통 못 자는구나. 참 지독한 불면증이지."

아들은 그예 눈물을 쏟았습니다.

아들은 용하다는 의사들을 찾아다니고, 깊은 숲을 뒤져가며 약초를 캤습니다. 하지만 불면증은 좀처럼 낫지 않았고, 아버지는 한순간도 잠들지 못했습니다.

아들은 조금씩 지쳐갔습니다. 그리고 언제부터인가 늘 깨어 있는 아버지의 퀭한 눈에 점점 익숙해졌습니다.

아버지는 온종일 마당 한구석 낡은 의자에 앉아 끝없는 먼산바라기만 하고 있었습니다.

이듬해 여름, 왕궁으로 향하던 한 무리의 상인들이 잠시 마을에 들렀습니다. 돈이 될 만한 물건이라면 무엇이든 다 사들인다는 장사치들이었습니다.

마을이 들썩였습니다.

저마다 집 안 구석구석을 뒤져가며 갖가지 물건들을 들고 나와 줄을 섰습니다.

상인들은 그 물건들을 번쩍번쩍 빛나는 금화로 바꿔주었습니다.

그 순간 아들은 기억 속에 묻혀 있던 작은 보석을 생각해냈습니다.
"우리 집에 완두콩만 한 보석이 하나 있는데 얼마나 할까요?"
"못해도 금화 삼백 냥은 족히 될 거요."
한순간에 삶을 바꾸고도 남을 돈이었습니다.
아들은 곧장 집으로 달려갔습니다. 가는 내내 심장의 고동이 멈추지 않았습니다.

집은 늘 그렇듯 무거운 침묵에 잠겨 있었습니다.
"아버지, 열쇠 어디 있어요? 장롱 열쇠!"
아들은 우당탕 문을 열어젖히며 아버지를 불렀습니다.
마당 한구석, 아버지의 낡은 의자는 텅 비어 있었습니다.
어찌된 일일까, 아들은 고개를 갸웃거리며 집 안을 뒤졌습니다.

그때 아버지의 방에서 코 고는 소리가 들려왔습니다.
살며시 문을 열자 침대 위에 아버지가 곤히 잠들어 있었습니다.

'아, 드디어 잠이 드셨구나!'

아들은 살금살금 다가가 아버지의 잠든 얼굴을 들여다보았습니다. 아기처럼 천진하고 평화로운 모습이었습니다.

장롱 열쇠는 베개 밑에 깔려 있었지만 아들은 차마 손을 뻗을 수가 없었습니다.

아버지의 잠든 얼굴에 살짝 미소가 번졌습니다.

'무슨 꿈을 꾸고 계실까?'

아들은 아버지의 잠든 얼굴을 좀더 가까이 보려고 바닥에 무릎을 꿇었습니다.

생각해보니 아버지가 잠든 모습을 보는 건 태어나서 처음이었습니다. 아들은 아버지의 얼굴에서 눈을 떼지 못했습니다.

이마에는 세월이 남기고 간 주름살이 밭이랑처럼 깊게 파였고, 반쯤 벌린 입과 코로는 보석보다 귀한 들숨과 날숨이 하염없이 드나들고 있었습니다.

'아버지, 푹 주무세요. 아기처럼 편안히 주무세요.'

아들이 아버지의 낮잠을 지키는 동안 밖에서는 말발굽 행렬이 지나가고 있었습니다.

상인들이 마을을 떠나는 소리였습니다.

아들은 아버지의 손등 위에 고개를 묻었습니다.

그리고 아버지의 코 고는 소리를 자장가 삼아 꾸벅꾸벅 졸기 시작했습니다.

방 안에는 두 사람의 숨소리만 새근새근 맴돌았습니다.

아기에게 전하고 싶은
아름다운 가치 사전

가족, 서로의 잠을 지키는 사람들

잠이 들면 누구나 처음으로 돌아가.
처음 세상에 나온 아기처럼 연약하고 선해지지.
낮 동안 출렁이던 마음의 물결도 처음처럼 잔잔해진단다.
한나절 어지럽던 미움도, 욕심도 다 사라지고,
잠든 얼굴에는 그저 사랑만 남게 된단다.
그 얼굴을 한참 들여다보며,
서로의 잠든 얼굴을 오래오래 지켜보며
우리는 가족이 되어가는 거야.

결국, 가족이란 서로의 잠든 모습을 지켜봐주는 사람이란다.

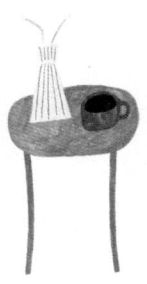

아기를 위한 여백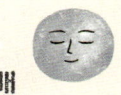

아가야, 앞으로 우린 어떤 가족이 될까?

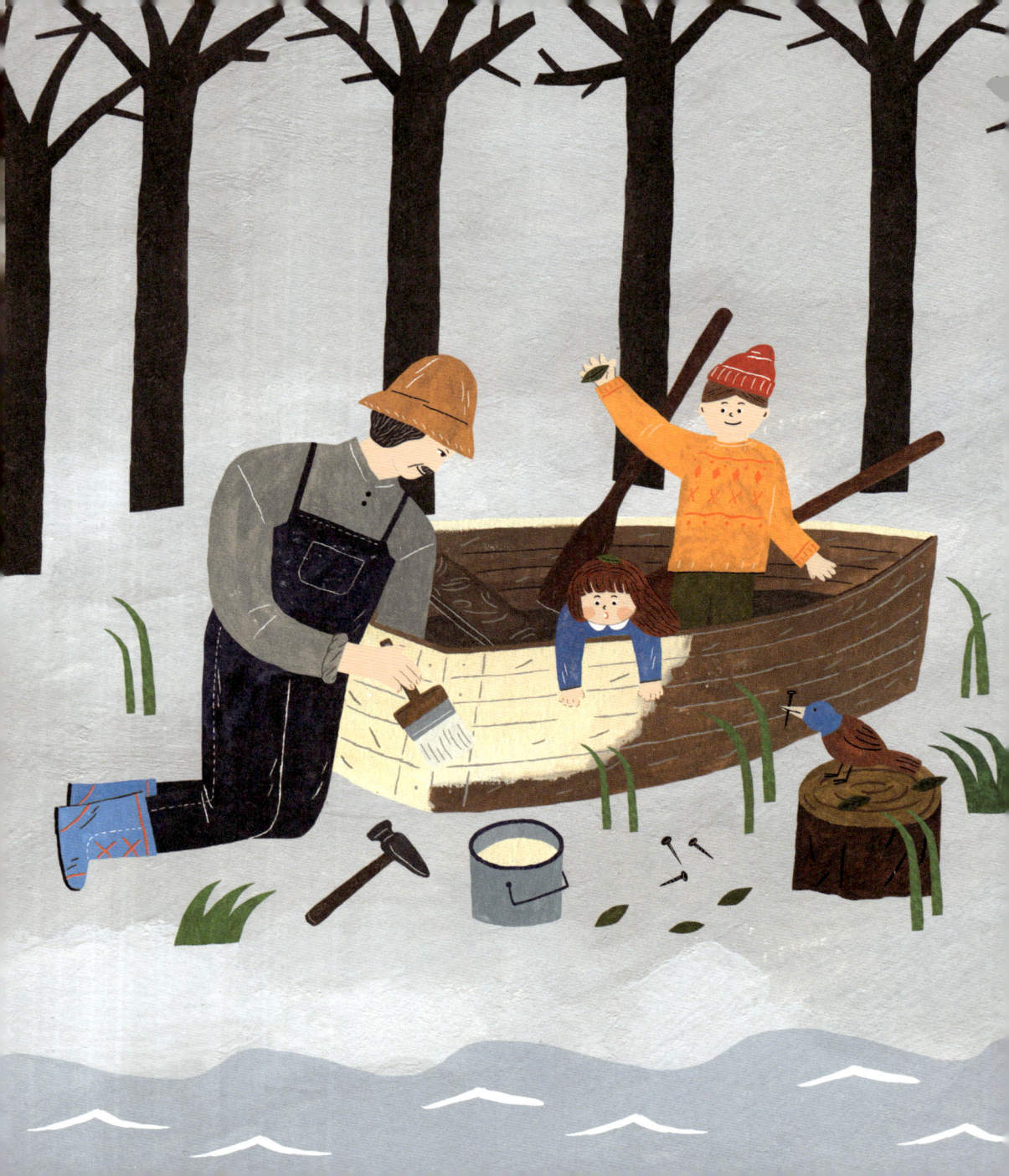

그 겨울 칠장이 노인

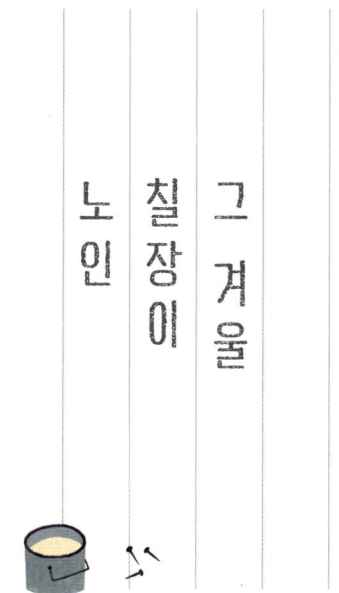

나는 두 아이의 아빠입니다.

호숫가 작은 집에서 아내와 함께 아이들을 키우며 살고 있습니다.

걸음마를 뗀 게 엊그제 같은데 어느새 훌쩍 자라 저희들끼리 호수에서 배도 타고 낚시질도 합니다.

아이들이 뱃놀이를 하는 동안 아내는 주방에서 빵을 굽고 수프를 끓이며 행복한 저녁상을 준비합니다.

일찌감치 도시를 떠나 이 한적한 호숫가로 이사 오길 참 잘한 것 같습니다.

집들이 듬성듬성 떨어져 있어 하루 종일 사람끼리 부딪칠 일도 없습니다.

봄부터 가을까지는 아이들에게 뱃놀이의 계절입니다.

날마다 노를 젓는 일이 지겨울 만도 한데 녀석들은 모든 것이 늘 새로운 모양입니다.

아이들은 겨울을 싫어합니다. 가을까지 내내 타고 놀던 배를 이제 뭍으로 끌어올려야 하니까요. 배는 이듬해 봄까지 어두운 창고에 틀어박혀 겨울을 나야 합니다.

호수 위로 초겨울 찬바람이 불기 시작하던 어느 오후, 아이들은 마지막으로 뱃놀이를 실컷 즐겼습니다. 그러고는 어둑해질 무렵에서야 마지못해 배를 뭍으로 끌어올렸습니다.

아이들이 씻는 동안 배를 창고로 들이려는데 바닥에 살짝 갈라진 틈이 보이더군요. 보일락 말락 아주 작은 구멍이었습니다.

'땜질을 해, 말아?'

잠시 갈등하다가 일단은 창고에 넣어두기로 했습니다.

어차피 당분간은 배를 탈 일도 없고, 긴 겨울 어느 하루 소일거리로 남겨둬도 좋겠다 싶었죠.

나는 천성이 느긋한 편이라 도시 생활에 적응이 잘 안 되는 편입니다. 복잡한 곳에서 이 사람 저 사람 툭툭 부딪치고 아파하며 살다 보니 하루하루가 꼭 지푸라기처럼 느껴지더군요.
그래서 아내가 둘째를 가졌을 때 기어이 도시를 떠나기로 한 겁니다. 처음엔 반반이었던 아내도 지금은 웃는 날이 더 많습니다.

호숫가의 겨울은 유난히 춥고 길지만 그래도 낭만이 있습니다.
우리 가족은 벽난로 앞에 둘러앉아 잔잔하게 음악을 틀어놓고 차를 마시거나 책을 읽으며 겨울밤을 보내곤 합니다.
그런데 하루는 밖에서 똑똑 문 두드리는 소리가 들려왔습니다.
웬 노인이 페인트 통을 짊어진 채 구부정하게 서 있더군요.
이 마을 저 마을 돌아다니며 벽과 지붕 따위에 색을 입혀주는 칠장이 노인이었습니다.

"어디 새로 칠하고 싶은 곳 없소? 반나절 일당만 받을 테니."
아직은 딱히 칠할 데가 없었습니다. 하지만 찬바람 맞아가며 이 외딴

곳까지 걸어온 노인을 어떻게 그냥 돌려보냅니까.

"그럼 저기 저 창고 벽이라도 칠해주시든지요."

손가락으로 창고를 가리키는데 뒤에서 아이들이 재잘대더군요.

"할아버지, 배도 칠해주세요!"

"오냐오냐, 어떤 색이 좋을까?"

칠장이 노인이 아이들에게 물었습니다.

"하얀색요!"

칠장이 노인은 곧장 일을 시작했습니다.

반나절이면 충분하다더니 흥얼흥얼 한나절 내내 창고에 틀어박혀 페인트칠을 하더군요. 그러고는 얼마 되지도 않는 품삯을 기쁘게 받아들고 휘이휘이 마을을 떠났습니다.

고작 몇 끼니어치 벌려고 그 먼 길을 걸어왔나 싶었죠.

그 뒤로도 겨울밤은 길게 이어졌고, 아이들은 좀이 쑤신지 꽁꽁 언 호숫가에서 눈사람을 만들며 계절을 재촉했습니다.

해가 바뀌고 두어 달이 더 흐른 뒤에야 호수 저편에서 봄바람이 불어오기 시작했습니다.

얼음이 완전히 녹아내린 어느 봄날, 아이들은 창고에서 배를 꺼내어 수레에 싣고는 냅다 호수로 향했습니다.

아내는 봄맞이 대청소를 하느라 아침부터 수건을 질끈 동여매고 집 안을 온통 뒤집어놓기 시작했습니다.

나는 나대로 뒷마당 텃밭과 창고를 오가며 겨울의 흔적을 털어내고 있었습니다.

"애들이 올 때가 됐는데……."

점심 준비를 하던 아내가 무심코 중얼거렸습니다.

그제야 퍼뜩 생각이 났습니다.

배 밑바닥에 나 있던 그 작은 구멍 말입니다.

갑자기 등골이 오싹해졌습니다.

나는 호수를 향해 냅다 뛰기 시작했습니다.

아무리 작은 구멍이라도 배와 아이들의 무게 때문에 순식간에 틈이 벌어질 수 있었죠.

'만약에 호수 한가운데에서 물이 새어들면 어떡하지?'

머릿속에서 오만 가지 생각들이 회오리처럼 몰려왔습니다.

'집에서 호수까지 이렇게 멀었나.'

숨이 턱밑까지 차오르고 눈앞이 캄캄해졌습니다.

호숫가에 도착해서야 다리 힘이 탁 풀렸습니다.

호수 위에 하얀 배가 떠 있고, 두 아이가 신나게 노를 젓고 있더군요.
나는 큰소리로 아이들을 불렀습니다.
배가 선착장에 닿자마자 아이들부터 꽉 끌어안았습니다.
온갖 불길했던 상상들이 안도의 눈물로 변했습니다.
밑바닥을 살펴보니 구멍이 말끔하게 메워져 있더군요. 다른 곳도 여기저기 꼼꼼하게 땜질한 흔적들이 군데군데 남아 있었습니다.

칠장이 노인이 잠시 머물렀던 그 겨울 오후가 생각났습니다.
페인트칠을 하는데 웬 망치 소리냐며 아내가 의아해 하던 기억도 어렴풋이 떠올랐습니다.
창고 벽과 배를 칠하는 데 한나절씩이나 걸렸던 까닭을 이제야 알 것 같았습니다.
'구태여 애를 써가며 시키지도 않은 땜질을 하는 동안 노인은 무슨 생각을 했을까?'
두 아이의 생명과 한 가족의 운명을 지켜준 대가로 달랑 반나절 일당만 받고 흐뭇하게 돌아가던 노인의 뒷모습이 눈에 밟혔습니다.

사람끼리 부대끼며 사는 게 싫어 이곳까지 왔건만, 그날은 왠지 사람이 그리웠습니다.

사람끼리 부딪칠 일 없다고 좋아했었는데, 그날 이후 틈만 나면 목을 길게 빼고 창밖을 내다보는 버릇이 생겼습니다.

그 겨울 너무 쉽게 보낸 칠장이 노인을 온 마음으로 반기고 싶어 벽과 지붕의 페인트칠이 어서 벗겨지기를 기다렸습니다.

아기에게 전하고 싶은
아름다운 가치 사전

배려, 사람과 사람 사이의 틈을 메우는 마음

사람과 사람 사이에는 틈이 있단다.
고단한 마음끼리 부딪칠 때마다 그 틈은 벌어지지.
틈이 벌어질수록 이웃은 남남이 되어간단다.

하지만 그 틈을 메우는 것도 사람의 마음이야.
사람과 사람 사이의 틈을 메우는 그 마음을
우리는 배려라고 부른단다.

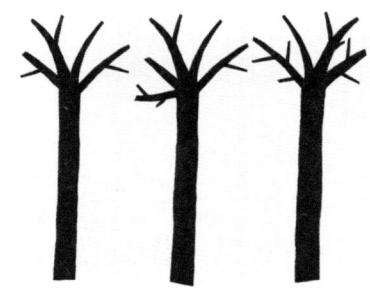

아기를 위한 여백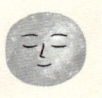

언젠가 누군가가 엄마 아빠의 마음을 푸근하게 해준 적이 있단다.
그때 그 한마디, 그 사람의 작은 수고가 무엇이었냐면 말이야.

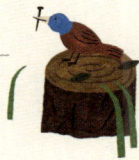

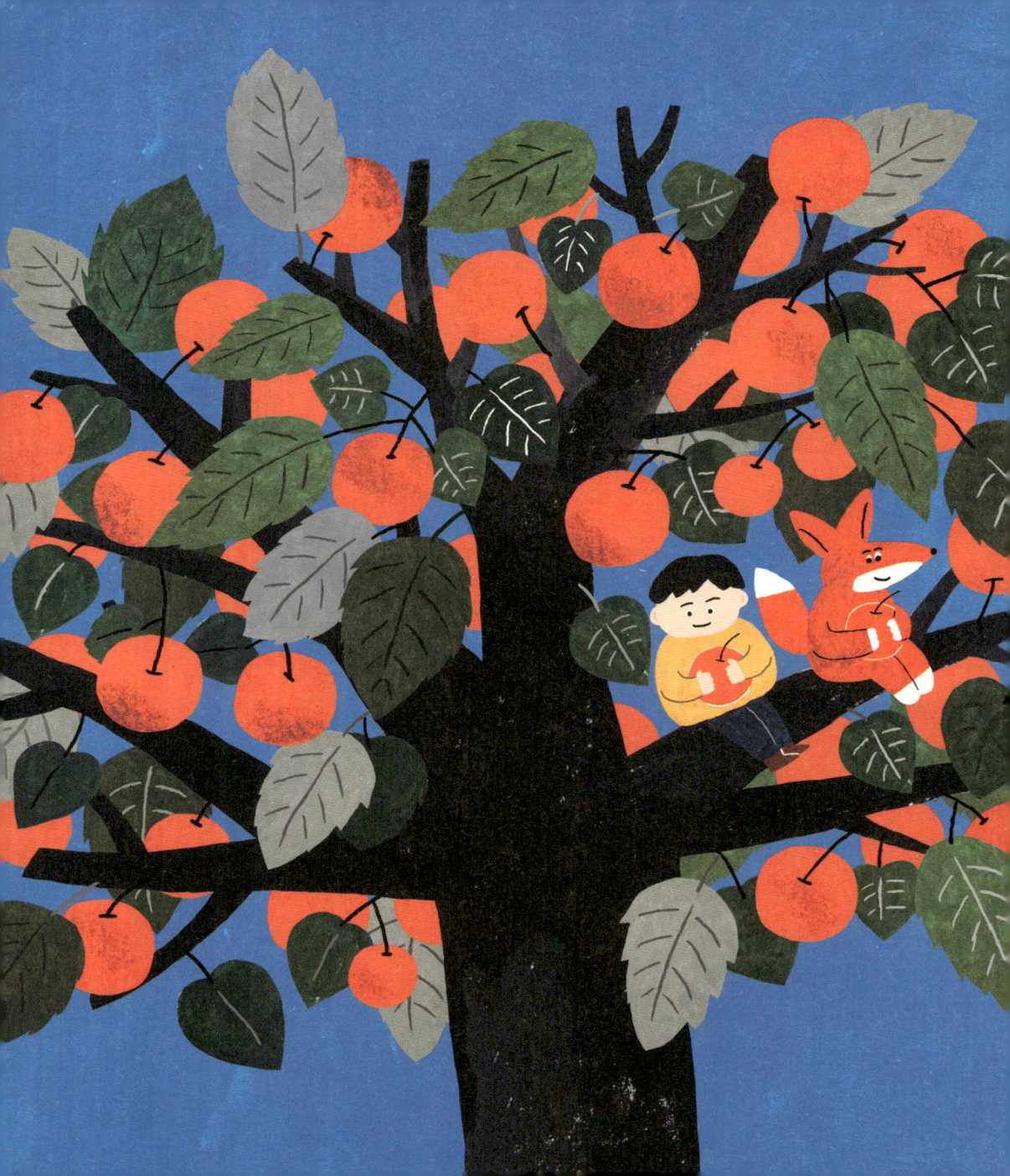

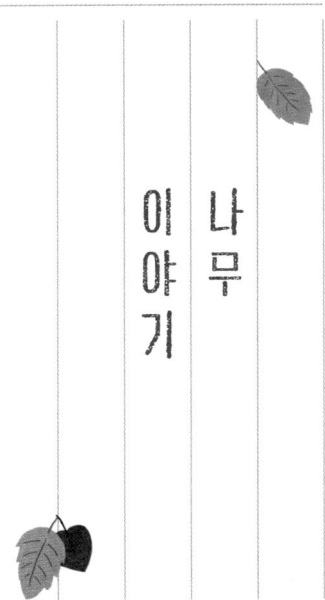

나무 이야기

어떤 노인에 대한 이야기를 해보려고 합니다.

아들딸 잘 키워 세상에 내보내고, 이제 일선에서 물러나 하루하루 느긋하게 살아가는 노인입니다.

은퇴를 하고 나면 금방 늙을 줄 알았는데 그게 또 그렇지가 않더랍니다. 오히려 하루가 예전보다 더 길어지면 길어졌지.

시간은 호리병에 남은 술처럼 따라도, 따라도 계속 나왔습니다.

'이 금쪽같은 시간을 어떻게 쓰면 좋을까?'
아껴둔 취미라도 있었더라면 하루가 조금은 감칠맛 났을 텐데.
숨겨둔 재능이라도 있었더라면 하루가 조금은 알찼을 텐데.
양념도 건더기도 없는 희멀건한 국물처럼 하루하루가 싱겁게 흘렀습니다.
'사람이 늙는다는 건 기대할 것 없이 잠들고, 설렘 없이 눈을 뜨는 일이로구나.'
이마의 주름살보다 마음의 주름살이 더 깊게 파였습니다.

그런 어느 날 반가운 소식이 들려왔습니다.
작년에 결혼한 아들이 예쁜 딸을 낳았다는 소식이었습니다.
노인은 한달음에 달려가 손녀를 품에 안았습니다.
갓 태어난 아기의 눈망울을 하염없이 들여다보던 노인은 갑자기 '아차!' 하며 고개를 들었습니다.
꼭 하기로 했던, 일찌감치 시작했어야 했던 중요한 일이 그제야 생각난 것입니다.

이튿날 아침, 노인은 일찌감치 뒤뜰로 나가 땅을 파고 나무를 심기 시작했습니다.

묘목을 곱게 심은 다음 토닥토닥 땅을 두드려주고 물도 뿌려주었습니다.

노인은 그렇게 매일매일 땅을 고르고 나무를 심었습니다.

잡초만 무성하던 뒤뜰에 어린 나무들이 재잘대기 시작했습니다.

하루는 길 가던 젊은이가 노인을 한참 지켜보더니 슬금슬금 다가왔습니다.

"어르신, 이 나무가 자라서 열매를 맺으려면 얼마나 걸릴까요?"

노인은 허리를 펴고 어린 나무들을 빙 둘러보며 대답했습니다.

"글쎄, 적어도 이십 년은 지나야 하지 않겠소?"

젊은이는 노인과 어린 나무들을 번갈아 보며 고개를 갸웃거렸습니다. 속으로 노인의 나이를 짐작해보는 눈치였습니다.

"한데 어르신, 그때까지 사실 수 있을까요?"

젊은이가 당돌하게 물었습니다.

노인은 수건으로 이마를 닦으며 나직한 목소리로 말했습니다.

"내가 어렸을 때 우리 집 뜰에 온갖 열매들이 주렁주렁 열려 있었다네. 덕분에 나는 어린 시절 내내 달디단 열매들을 실컷 먹을 수 있었지. 어디 그뿐이겠나, 틈만 나면 나무에 오르고, 가지에 줄을 달아 그네도

탔지. 해마다 여름이면 나무 그늘 아래 누워 책도 보고 낮잠도 잤다네.

한 아이가 나무를 벗 삼아 자랄 수 있다는 건 참으로 큰 행운이지. 내가 그런 행운을 누릴 수 있었던 건 모두 내 할아버지 덕분이라네. 그래서 늦었지만 나도 그분이 했던 것처럼 똑같은 일을 하는 거라네."

젊은이는 이야기의 여운 속에 잠시 머물다 돌아가고, 노인은 다시 나무를 심기 시작했습니다.

어린 나무들이 텃밭을 가득 메운 뒤로도 노인은 그 일을 멈추지 않았습니다. 또 다른 빈터를 찾아다니며 나무를 심고 또 심었습니다.

이 어린 것들이 자라 먼 훗날 숲이 되어 사이좋게 울창해지는 모습을 상상하느라 매 순간이 흥겹기만 했습니다.

노인은 밤마다 파릇파릇한 기대감으로 잠들고, 두근두근 설렘으로 아침을 맞았습니다.

시간은 감칠맛 나게 흐르고, 하루하루가 알차게 영글어갔습니다.

그리고 처음 심었던 나무에 첫 열매가 열릴 무렵, 노인은 흐뭇한 미소를 지으며 조용히 눈을 감았습니다.

그 뒤로 세월은 또 출렁출렁 흘렀습니다.

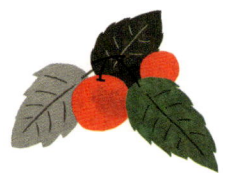

    이제 어떤 나무에 대한 이야기를 할 차례입니다.
    오래전 노인이 처음 심었던 그 나무입니다.
    나무는 참 오래 살았습니다.
    숲이 사라지고 그 자리에 도시가 들어서고, 다시 빈 땅으로 변하기를 몇 차례 되풀이하는 동안에도 나무는 홀로 용케 남았습니다.

    어느 무더운 여름날, 나무 그늘 아래 한 남자가 다가왔습니다.
    얼마나 걸었는지 다리가 퉁퉁 붓고 온몸이 땀에 푹 젖어 있었습니다.
    남자는 나무 아래 털썩 주저앉아 땀부터 닦았습니다.
    나무는 남자를 위해 열매 하나를 툭 떨어뜨려주었습니다.
    남자는 열매를 냉큼 주워 들고 바지에 쓱쓱 문지른 다음 크게 한 입 베어 물었습니다.
    달고 시원했습니다.
    나무는 또 열매를 떨어뜨려주었습니다. 하나, 둘, 셋…….

남자는 갈증도 식히고 주린 배도 채웠습니다.
그리고 시원한 그늘 아래 누워 낮잠까지 잤습니다.
열매처럼 달고 시원한 잠이었습니다.

"자, 이제 또 걸어볼까?"
남자는 기운을 차리고 다시 떠날 채비를 했습니다.
그러다 문득 나무를 쓰다듬기 시작했습니다.
남자는 잠시나마 은혜를 베풀어준 나무에게 작별 인사를 하고 싶었습니다.

'그냥 고맙다는 인사만으로는 좀 부족할 것 같군.'
남자는 나무를 위해 짤막한 기도를 해주기로 했습니다.
"이 나무에 맛있는 과일이 주렁주렁 열리게 해주소서."
하지만 나뭇가지에는 이미 달고 향기로운 과일들이 주렁주렁 열려 있었습니다. 남자는 다시 기도했습니다.
"이 나무 아래 넓고 시원한 그늘이 지게 해주소서."
하지만 나무 아래에는 이미 넉넉한 그늘이 져 있었습니다.
남자는 또다시 기도했습니다.
"이 나무가 무럭무럭 자라도록 충분한 물을 내려주소서."

그런데 가만 귀 기울여보니 땅 밑으로 물이 흐르고 있었습니다.

남자는 잠시 생각에 잠겼습니다.
그리고 나뭇가지를 쓰다듬으며 이렇게 말했습니다.
"나무야, 내가 너를 위해 해줄 수 있는 말은 이 한마디뿐인 것 같구나."
남자는 나무 앞에 고개를 숙이며 이렇게 기도했습니다.
"이 나무가 앞으로 더 많은 열매를 맺고, 그 씨앗들이 세상 곳곳에 흩어져 아름다운 숲을 이루게 해주소서."
남자는 마지막으로 나무에게 손을 한 번 흔들어주고는 다시 길을 떠났습니다.

나무는 멀어져가는 남자의 뒷모습을 보며 생각했습니다.
자기를 위해 진심으로 기도해준 남자가 더없이 고마웠습니다.
그래서 나무도 그를 위해 기도해주기로 했습니다.

"저분에게 삶의 지혜를 내려주소서."
하지만 가만히 생각해보니 남자는 이미 지혜로운 삶을 살고 있었습니다.
나무는 다시 기도했습니다.

"저분이 부자가 되게 해주소서."
하지만 남자는 이미 자기 몫에 만족하며 살고 있었습니다.
나무는 또다시 기도했습니다.
"저분이 늘 선량한 마음으로 살아가게 해주소서."
하지만 남자는 이미 천사처럼 선한 마음을 갖고 있었습니다.

나무는 점점 멀어져가는 남자를 바라보며 생각에 잠겼습니다. 그리고 나뭇가지를 살랑살랑 흔들며 이렇게 기도했습니다.
"부디 저분의 아이들이 아버지처럼 훌륭한 사람으로 자라도록 늘 보살펴주소서."

그 남자가 오랜 옛날 자기를 처음 심어준 노인의 자손이라는 사실을 나무는 몰랐습니다.
여행길에 꿀맛 같은 휴식을 안겨준 그 나무가 자기 할아버지의 할아버지가 처음 심었던 나무라는 사실을 남자는 몰랐습니다.

이 세상엔 알 수도 없고, 몰라도 되는 일들이 얼마든지 있습니다.
하지만 그해 여름, 나무와 남자가 서로에게 해준 기도는 바람이 되고 햇살이 되어 그들 주변을 내내 맴돌았습니다.

나무는 또 다른 나무를 낳아 숲을 이루었고, 남자의 아이들은 무럭무럭 자라 가족을 이루었습니다.

지금도 세상 곳곳에서는 이런 일들이 계속 되풀이되고 있습니다.

아기에게 전하고 싶은
아름다운 가치 사전

친절, 세상에 은총을 내리는 일

다른 사람을 위해 작은 친절을 베풀 때
그 마음은 씨앗이 된단다.
그 씨앗이 자라서 큰 은혜가 되고,
사람들은 그 은혜에 감사하며 기도한단다.
기도는 다시 바람이 되고 햇살이 되어
온 세상에 은총을 내리지.
우리가 잘 몰랐던 자연의 법칙이야.

모르는 사람을 위해 작은 친절을 베푼다는 것은
세상에 은총을 내리는 일이란다.

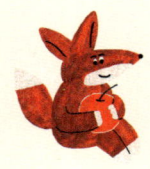

아기를 위한 여백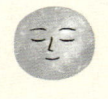

세상의 작은 친절들이 모여 너에게 은총으로 되돌아오길 소망하고 있어.
엄마 아빠가 생각하는 친절이란 이런 거야.

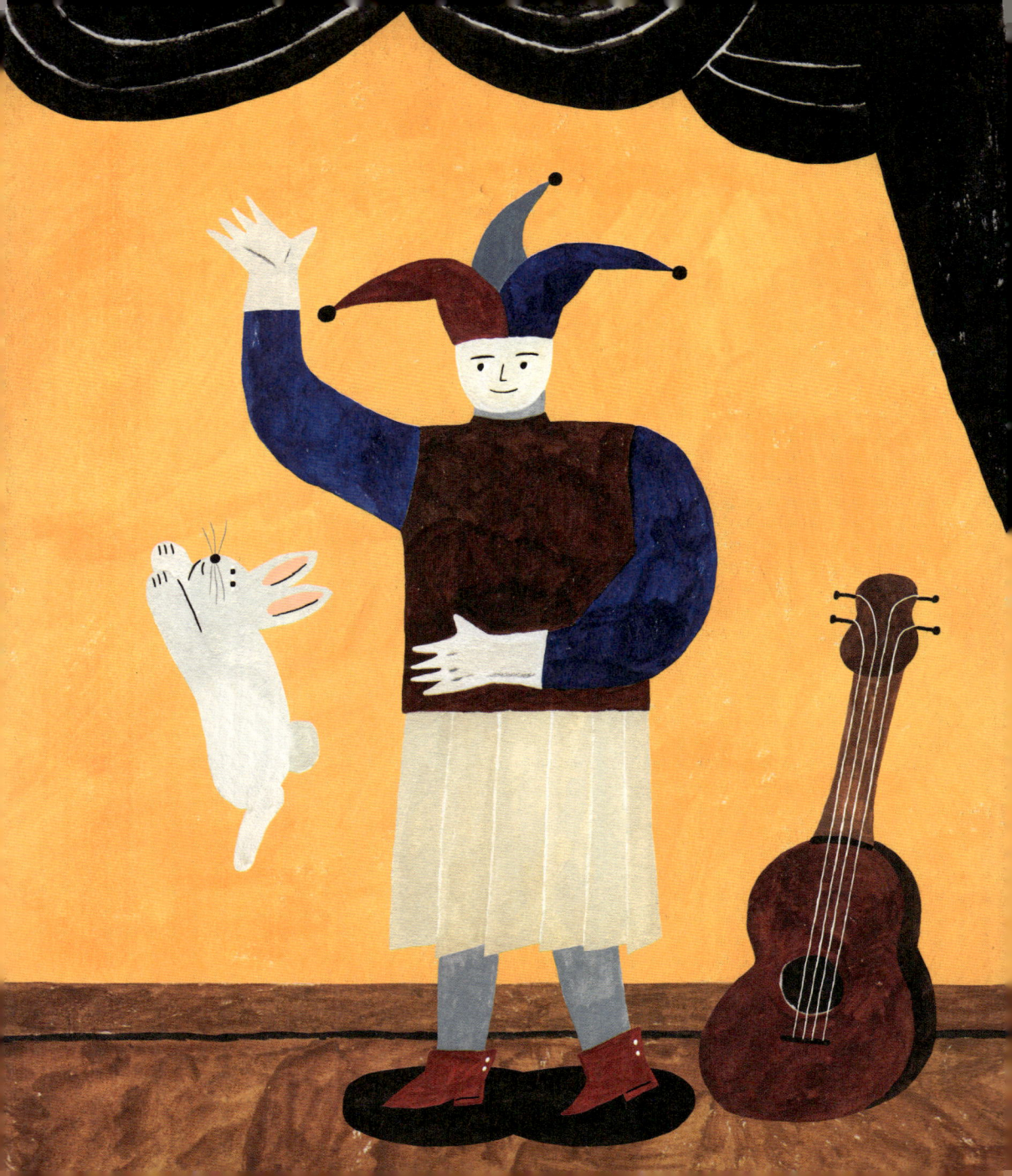

어릿광대

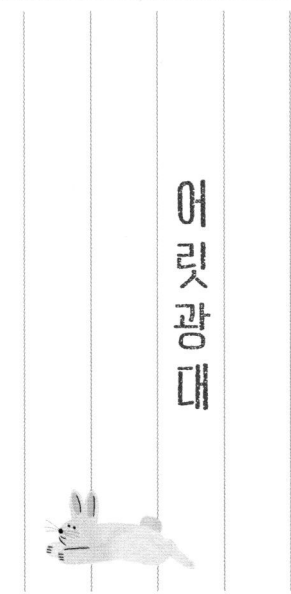

　　백성을 사랑하는 왕이 어느 날 큰 잔치를 열기로 했습니다.

　　'누구를 초대할까?'

　　덕망 있는 학자, 훌륭한 사업가, 뛰어난 발명가, 용감한 군인, 신앙이 깊은 수도사…….

　　왕은 생각했습니다.

　　'그래, 그 사람들을 모두 초대하자.'

성공한 사람들, 모두가 우러러보는 그런 사람들에게 잔치를 베풀기로 한 것입니다.
"여봐라, 각 고을에서 가장 존경받는 인물들을 모두 초대하라!"

많은 사람들이 왕의 초대장을 받았습니다.
왕이 마련한 잔치에 참석한다는 것은 큰 영광이 아닐 수 없었습니다.
사람들은 저마다 초대장을 품에 넣고 여행길에 올랐습니다.
성 가까이 살거나 여유가 있는 이들에게는 더없이 흥겨운 여행이었습니다.
하지만 성에서 멀리 떨어져 살거나 노잣돈이 부족한 사람들에게는 그리 만만치 않은 여정이었습니다.

높은 산을 넘어야 하는 사람도 있었고,
깊은 강을 건너야 하는 사람도 있었습니다.
그들은 뜨거운 태양 아래 사나흘씩 걷고,
비바람을 피해 움막에서 새우잠을 잤습니다.
몸은 비록 고달파도 마음은 내내 설레고 뿌듯했습니다.

어느 날 한 무리의 여행자들이 강나루에 모였습니다.

가장 먼 곳에서 출발한 사람들이었습니다.

이제 배를 타고 이틀이면 성에 닿을 수 있지만, 어쩐지 다들 지친 기색이었습니다.

이렇게 고된 여행인 줄은 몰랐다며 투덜대는 사람도 있었습니다.

왕의 잔치에 초대되었다는 기쁨조차 발바닥에 잡힌 물집과 욱신욱신 쑤시는 팔다리를 풀어주지는 못했습니다.

떠나온 고향 쪽을 바라보며 낮게 한숨짓는 이들도 있었습니다.

배가 출발하자 여행자들은 말없이 선실 벽 쪽으로 돌아누워 잠을 청했습니다. 그때였습니다.

어디서 나타났는지 광대 옷을 입은 한 여행자가 밑도 끝도 없이 우스갯소리를 늘어놓기 시작한 것입니다.

뒤늦게 배에 오른 그 어릿광대는 누구 하나 들어주는 사람 없이 저 혼자 흥이 났습니다.

귀찮은 듯 돌아누웠던 사람들이 하나둘씩 킥킥거리며 고개를 돌리기 시작했습니다. 자기도 모르게 폭소를 터뜨리는 사람도 있었습니다.

잠시 후 배 안에 있던 여행자들의 눈과 귀가 어릿광대 한 사람에게 쏠리기 시작했습니다.

어릿광대는 점심 무렵부터 시작해서 달이 뜰 때까지 잠시도 쉬지 않고 승객들을 웃기고 울렸습니다.

여행자들은 박수를 치며 폭소를 터뜨리다가도 어릿광대의 슬픈 연기에 눈물을 흘리곤 했습니다. 긴 여행에 지친 고단한 마음들이 눈물과 함께 씻겨 내려갔습니다.

그날 밤 여행자들은 어릿광대의 지휘에 맞춰 떠들썩하게 노래를 부르며 강 위에서의 첫 밤을 보냈습니다.

배 위에서의 흥겨운 시간은 이튿날까지 계속 이어졌습니다.

울고 웃고 즐기는 동안 배는 어느덧 목적지에 점점 가까워지고 있었습니다.

"저기 성이 보인다!"

누군가 소리쳤지만 여행자들의 시선은 여전히 어릿광대에게 머물러 있었습니다.

이윽고 선착장에 도착하자 여행자들은 하나둘씩 배에서 내려 성을 향해 걸음을 옮기기 시작했습니다.

그때 어릿광대가 여행자들에게 손을 흔들며 소리쳤습니다.

"여러분, 여기서 작별 인사를 해야겠군요! 다들 안녕히 가세요!"

여행자들은 깜짝 놀랐습니다.

"아니, 우리와 함께 가는 게 아니었소?"

"제가요? 무슨 말씀을! 왕께서 저 같은 광대 따위를 초대하실 리가 없잖아요."

어릿광대는 껄껄 웃으며 저 혼자 길을 떠났습니다.

그날 밤, 왕궁의 하늘 위로 화려한 불꽃놀이가 펼쳐졌습니다.

왕이 마련한 축제를 칭송하는 축포도 울려 퍼졌습니다.

가장 늦게 도착한 마지막 여행자들까지 모두 연회장에 모여 일생일대의 잔치를 한껏 즐겼습니다.

기다란 식탁 위에는 평생 구경도 못 해본 진수성찬이 차려져 있었고, 접시를 비울 때마다 궁중의 하인들이 재빨리 새 요리를 내왔습니다. 만찬이 이어지는 동안 무대 위에서는 악사들의 연주회와 배우들의 연극이 계속되었습니다.

잔치가 한창 무르익을 즈음, 왕이 잔을 들어 올리며 말했습니다.

"오늘 이 자리에는 가장 존경받는 분들이 모두 모였소. 앞으로 더 많은 이들에게 훌륭한 본보기가 되어주기를 바라오."

박수갈채와 흥겨운 음악이 뒤를 이었습니다.

그때 왕의 시선이 테이블 모퉁이에 앉아 있는 한 늙은 학자에게로 향했습니다. 그는 깊은 생각에 잠긴 듯 술잔만 만지작거리고 있었습니다.

"이 자리가 즐겁지 않아 보이는구려. 음식이 입에 맞지 않소?"

그러자 늙은 학자는 왕에게 머리를 숙이며 말했습니다.

"전하, 혹시 이 자리에서 영원한 생명을 얻을 만한 사람을 한 명만 꼽으라면 누구를 꼽으시겠습니까?"

"영원한 생명이라……, 허허 그거 참 재미있는 질문이로군. 가만 보자, 누가 있을까?"

왕은 연회장을 찬찬히 둘러보기 시작했습니다.

모두가 훌륭한 인물들이었지만, 영원한 생명을 얻을 만큼 대단한 사람을 고르기란 그리 쉽지 않았습니다.

"의외로 어렵구만. 그대는 누구를 꼽겠소?"

왕이 되물었습니다.

"저는 한 사람을 알고 있지요. 허나 지금 이 자리에는 없습니다."

"그게 누구요?"

"오는 길에 배에서 만난 이름 모를 어릿광대이옵니다."

"어릿광대라? 왜 그렇게 생각하오?"

"슬픈 사람들에게 웃음을 주고, 미움을 가진 사람들에게 평화를 선사하기 때문이옵니다. 시름에 잠긴 이들에게는 희망을, 지친 이들에게는 활력을 베풀어주기 때문이지요. 그러면서도 정작 본인은 이 세상 가장 낮은 곳에 머물며 세상의 거름이 되고자 합니다. 만일 신께서 딱 한 사람에게 영원한 생명을 주신다면 저는 그 어릿광대를 추천하고 싶습니다."

늙은 학자의 말이 끝나자 왕은 웃었습니다.
왕의 웃음소리에 맞춰 다른 사람들도 큰소리로 웃기 시작했습니다.
연회장은 이내 웃음소리로 가득 찼습니다.

하지만 웃지 않는 이들도 있었습니다.
가장 먼 곳에서 출발하여 가장 늦게 도착한 사람들,
강줄기를 따라 이틀 동안 배를 타고 온 그 사람들은 하나같이 어릿광대를 생각하고 있었습니다.
왕이 마련한 이 연회가 더없이 화려하고 영광스럽긴 해도 배 위에서 어릿광대와 함께 보낸 이틀의 시간과는 바꿀 수 없었습니다.
'돌아가는 길에 다시 그 어릿광대를 만날 수 있을까?'
그들은 똑같은 생각을 품은 채 연회가 끝나기를 기다리고 있었습니다.

아기에게 전하고 싶은 아름다운 가치 사전

공감, 낮은 데로 흐르는 마음의 주파수

가난한 사람이 가난한 사람을 도와주고,
외로운 사람이 외로운 사람 곁에 다가가고,
위로받아야 할 사람이 누군가를 먼저 위로해준단다.

우러러보면 잘 보이지 않아.
정작 우러러볼 사람은
아주 낮은 곳에 있기 때문이야.
마음이 낮아질 때 그들을 만날 수 있단다.

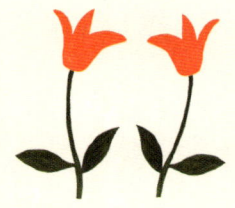

아기를 위한 여백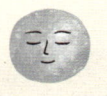

당신은 어떤 사람들에게 가장 공감하나요?
훗날 아이가 어떤 이들에게 공감하기를 바라나요?

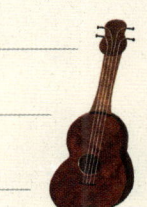

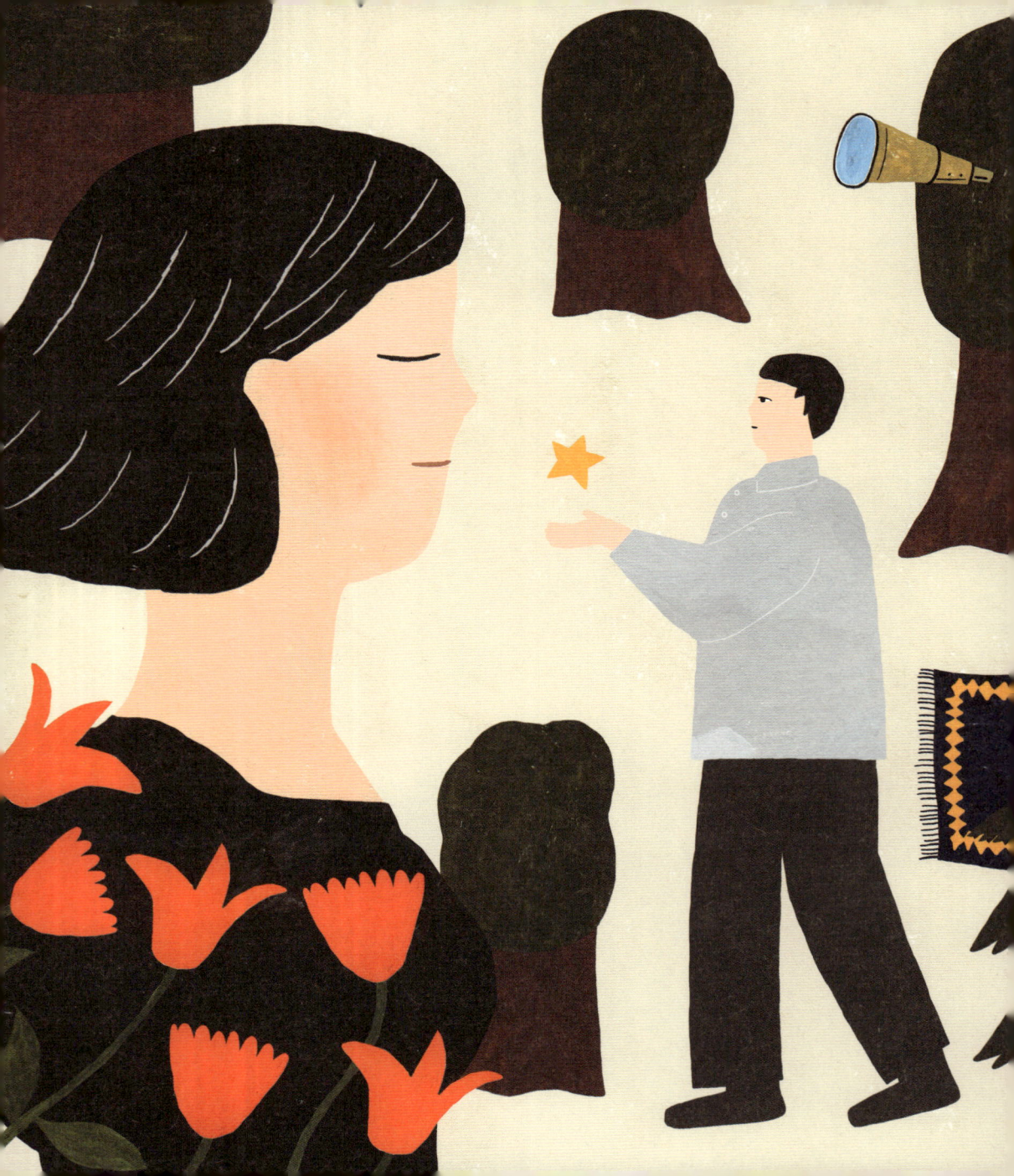

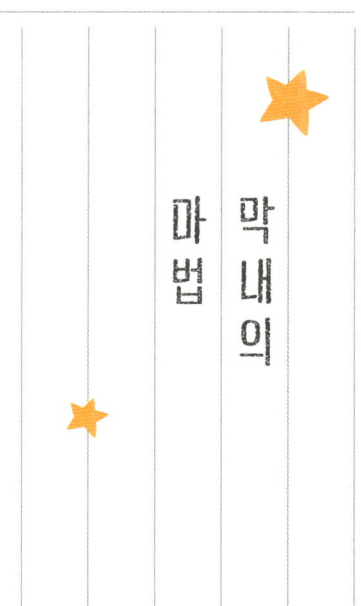

막내의 마법

어느 날 성문 앞에 왕의 포고문이 내걸렸습니다.

'공주의 병을 낫게 하는 자에게 왕국을 물려주겠노라.'

소문은 바람이 되어 왕국을 휩쓸었습니다.
수많은 의사와 학자, 약초꾼, 마법사들이 앞다투어 성으로 향하기 시작했습니다. 다들 공주를 아내로 삼아 왕국을 차지하겠다는 꿈에 잔뜩 부풀어 있었습니다.

하지만 그 누구도 공주의 병을 고치지는 못했습니다. 아무리 약을 쓰고 침을 놓고 주술을 외워도 공주는 눈을 뜨지 않았습니다.

'얘야, 어쩌다 이런 몹쓸 병에 걸린 게냐.'

이름조차 알 수 없는 희귀한 병 앞에서 왕은 하루하루 가슴이 무너져 내렸습니다. 잠든 딸을 볼 때마다 평생 아껴둔 눈물이 줄줄 흘러내렸습니다.

아비의 마음을 아는지 모르는지, 공주는 점점 깊은 잠에 빠져들었습니다.

저 멀리 바다 건너, 왕국의 손길이 닿지 않는 어느 숲에 젊은 삼 형제가 살고 있었습니다.

삼 형제는 저마다 신비로운 보물을 하나씩 갖고 있었습니다.

맏이의 보물은 세상 모든 것을 볼 수 있는 망원경이고,

둘째의 보물은 하늘을 나는 양탄자입니다.

막내의 보물은 죽은 사람도 살려낸다는 마법의 사과입니다.

삼 형제는 각자의 보물을 목숨처럼 아꼈습니다.

천리안을 지닌 망원경 덕분에 맏이는 까마득히 먼 곳에 내걸린 왕의 포고문까지 훤히 볼 수 있었습니다.

"저런, 공주가 몹쓸 병에 걸렸대!"

"어디, 어디?"

삼 형제는 망원경을 번갈아가며 왕국을 살펴봤습니다.

"병을 고치기만 하면 공주와 결혼할 수 있대!"

"어디 그뿐이야? 왕국을 물려받을 수 있어!"

형들이 이런 이야기를 하는 동안에도 막내는 좀처럼 망원경에서 눈을 떼지 못했습니다.

잠든 공주 곁에서 가슴을 부여잡은 채 울고 있는 왕의 모습이 막내의 가슴을 아프게 했습니다.

동쪽 숲 저편으로 동이 터올 무렵, 삼 형제는 양탄자를 타고 생애 첫 여행길에 올랐습니다.

짧은 여행이었습니다.

구름을 뚫고 바다를 건너 삼 형제는 바람처럼 왕국에 닿았습니다.

신하들은 삼 형제를 곧장 공주의 침실로 안내했습니다.

이제 막내가 나설 차례였습니다.

막내는 잠든 공주 곁으로 다가가 품속에 고이 간직하고 있던 마법의 사과를 꺼내 들었습니다. 그러고는 조금씩 잘게 잘라 공주의 입에 한 조각씩 넣어주었습니다.

신비로운 사과즙이 입으로 천천히 흘러들자 공주의 얼굴에 핏기가 돌기 시작했습니다.

뒤에서 초조하게 지켜보던 왕과 신하들의 입에서 나지막한 탄성이 새어 나왔습니다.

이튿날 새벽, 공주는 기지개를 켜며 자리에서 일어났습니다.

왕은 탄성을 지르며 공주를 끌어안았습니다.

왕궁은 축제 분위기에 휩싸이고, 삼 형제는 귀빈 대접을 받았습니다.

하지만 왕에게는 아직 마무리해야 할 일이 남아 있었습니다.

포고문에 적힌 대로 약속을 지키는 일이었습니다.

다만 공주의 병을 고친 공로자가 세 명인 탓에 어려운 선택을 해야만 했습니다.

"전하, 맏이를 사위로 삼으셔야 하옵니다. 망원경이 없었다면 애초에 포고문을 볼 수도 없었을 테니까요."

"아닙니다. 양탄자가 없었다면 제때 도착할 수 없었을 겁니다. 그러니 둘째를 사위로 삼으셔야 하옵니다."

　왕과 대신들이 심각하게 이야기를 나누는 동안 맏이와 둘째는 기대와 설렘을 애써 감추며 정원의 분수대를 맴돌고 있었습니다.

　그런데 어찌된 일인지 막내의 모습이 보이지 않았습니다.

　그날 새벽, 막내는 일찍감치 성을 빠져나와 혼자만의 긴 여행길에 올랐습니다.

　점심 무렵이 되어서야 막내는 바닷가 언덕에서 잠시 걸음을 멈추었습니다. 그때 뒤에서 말발굽 소리와 함께 공주의 목소리가 들려왔습니다.

　"왕궁에 계셔야 할 분이 어찌 홀로 떠돌고 계시나요?"

　"떠도는 게 아닙니다. 제가 살던 곳으로 돌아가는 중입니다."

　"왕국을 물려받고 싶지 않으신가요?"

　"저는 자격이 없답니다."

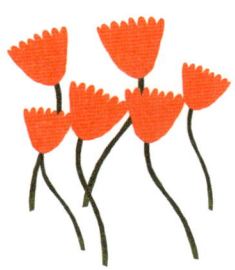

"그게 무슨 말씀이세요? 저를 살려주셨잖아요?"

그러자 막내는 고개를 저으며 이렇게 말했습니다.
"애초에 저희 형제들은 마법의 보물 덕분에 특별해질 수 있었답니다. 보물이 아니었다면 한낱 평범한 사내에 불과했겠지요. 이제 저는 평범해졌습니다. 하지만 두 형은 여전히 특별한 사람들입니다. 천리안을 지닌 망원경과 마법의 양탄자만으로도 왕국을 다스릴 자격이 충분하지요. 그리고 두 형들 중에서 누구를 남편으로 선택할지는 공주님의 몫입니다."

묵묵히 이야기를 듣고 있던 공주가 입을 열었습니다.
"저를 살리면 마법의 사과를 잃게 된다는 걸 아셨을 텐데, 아깝지 않던가요?"
"제아무리 마법의 사과라도 한 생명을 살리는 데 쓰이지 못한다면 무슨 의미가 있겠어요? 그 사과에 들어 있던 무거운 마법을 이렇게 내려놓고 나니 오히려 마음이 홀가분해졌습니다."
"당신의 모든 것을 저에게 주셨군요."
"비록 마법은 사라졌지만 가장 고귀한 분을 살렸으니 여한이 없습니다."

공주는 천천히 다가와 막내의 손을 꼭 잡았습니다. 그리고 떨리는 목소리로 말했습니다.

"마법은 사라지지 않았어요. 진짜 마법은 당신 마음속에 고스란히 남아 있어요. 저는 그 마법을 사랑해요."

두 사람의 얼굴 위로 화사한 햇살이 내려앉았습니다.

아기에게 전하고 싶은
아름다운 가치 사전

진심, 가장 소중한 사람을 만났다는 뜻

살아갈수록 소중한 것들이 많아진단다.

갖고 싶은 것,

남 주기 아까운 것,

나만의 것,

이런 것들이 나의 전부라고 생각하지.

그 모든 것들을 다 바쳐도

한 점 아깝지 않은

그런 사람을 만나기 전까지는.

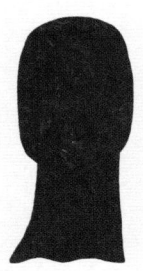

아 기 를 위 한 여 백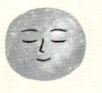

가장 아끼는 것들, 어렵게 얻은 것들, 소중한 것들을 다 적어봐야겠어.
무엇을 가졌는지 알아야 너에게 다 줄 수 있을 테니까.

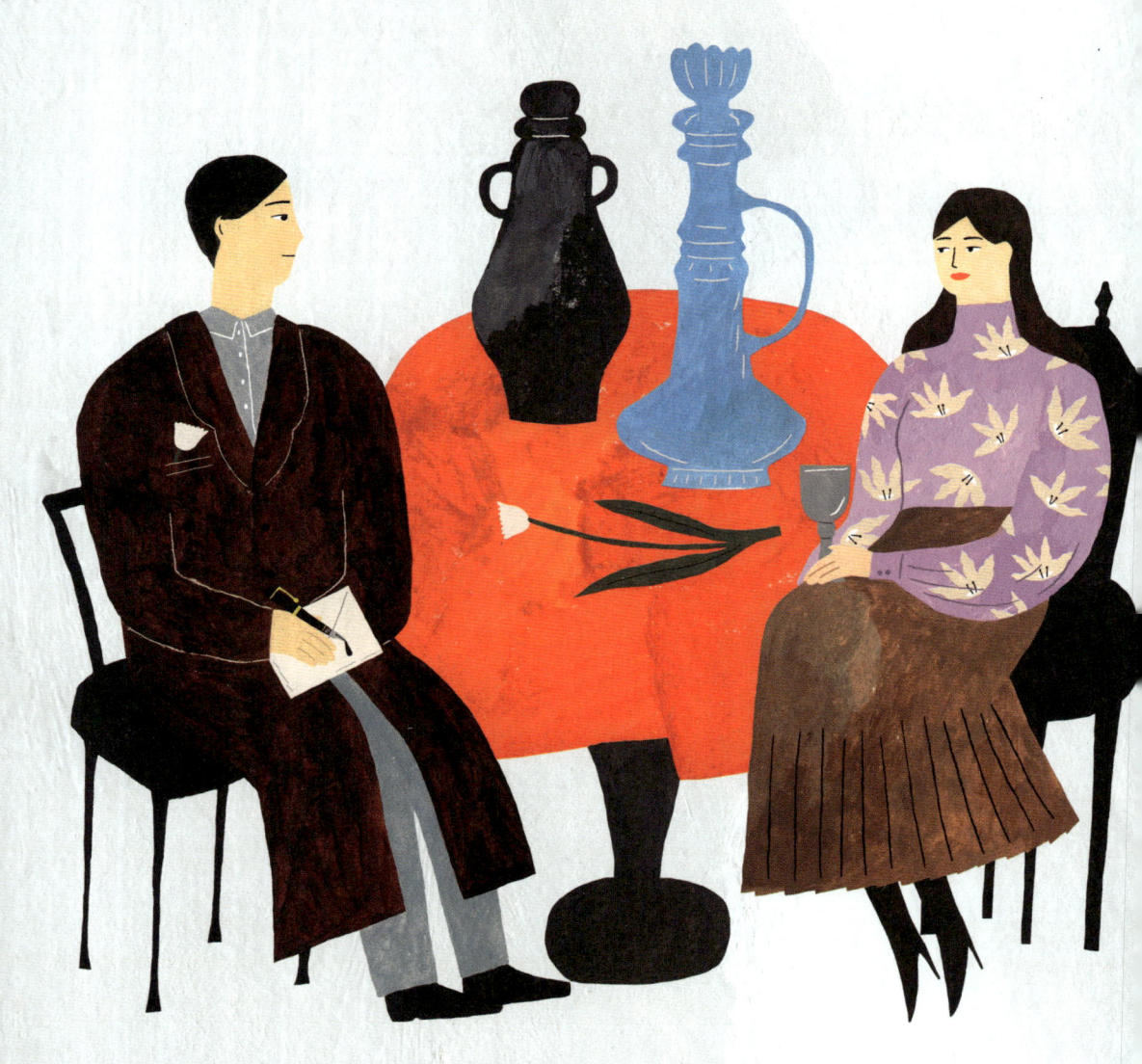

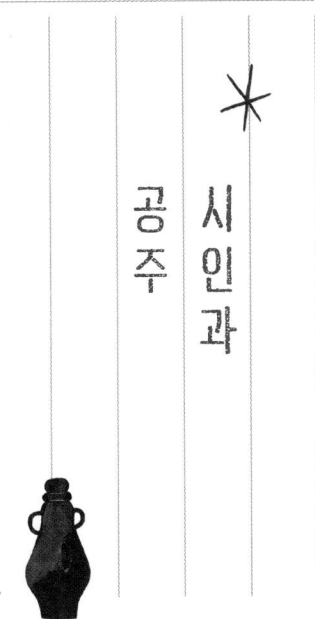

시인과 공주

나는 왕실의 집사입니다.

공주가 나고 자라는 모습을 오랫동안 쭉 지켜봤죠.

공주가 무슨 생각을 하는지는 이제 표정만 봐도 알 수 있습니다.

사람들은 나만 보면 공주의 외모부터 묻곤 합니다.

얼굴이 예쁜지 안 예쁜지, 그게 제일 궁금한 모양입니다.

글쎄요, 굉장한 미인은 아니지만 그래도 꽤 예쁘장한 편이죠.
화려한 옷에 값비싼 장신구로 한껏 치장도 하고,
또 시녀들이 정성껏 관리를 해준 덕분입니다.
사실 공주의 외모는 꽤 중요합니다.
왕실의 체면에 영향을 미칠 수도 있으니까요.

더러는 공주의 성격을 묻는 사람도 있습니다.
글쎄요, 나쁘진 않은데 약간 직설적이라고 할까.
하고 싶은 말을 속에 담아두기보다는 그냥 생각나는 대로 내뱉는 스타일이죠. 그래서 주변을 당혹스럽게 만들 때도 많습니다.

왕께서도 공주의 그런 면이 마음에 걸렸나 봅니다.
"얘 공주야, 네 생각을 좀 은유적으로 표현할 수는 없겠느냐?"
"은유적으로요? 그게 무슨 뜻이죠?"
"음, 그러니까 생각을 곧이곧대로 말하지 않고, 빙 둘러서 다른 것에 빗대어 말하는 걸 은유라고 한단다."
"왜 그래야 하죠?"
"……아니다, 됐다. 내가 괜한 소릴 했구나."

왕께서는 하인들에게 시집을 구해 오라고 했습니다.
공주에게 시를 읽혀야겠다고 생각한 모양입니다.

책이라면 딱 질색인 공주도 어쩔 수 없이 시를 읽어야 했습니다.
처음엔 '이게 도대체 뭔 소리야?' 하며 책을 내던지기도 했죠.
하지만 다행히 시간이 지나면서 조금씩 조금씩 시의 아름다움에 눈을 뜨기 시작했습니다.

어느 날 공주가 특별한 손님을 초대했습니다.
그즈음 공주의 마음에 쏙 드는 시가 있었던 모양인데, 바로 그 시인을 궁으로 초대한 것입니다.
"어떤 사람일까? 이토록 아름다운 시를 쓴 사람은……."
아침부터 복도를 왔다 갔다 하는 걸 보면 나름 꽤 설렜나 봅니다.

마침내 문이 열리고 시인이 등장했습니다.
아이고, 이를 어쩌나.
공주는 시인의 얼굴을 똑바로 쳐다보지 못했습니다.
기대했던 외모와는 영 딴판이라 무척 당황한 모양입니다.
하긴 제가 봐도 좀 그렇긴 하더군요.

물론 생김새가 전부는 아니지만, 그래도 첫인상이란 게 있지 않습니까?

시인은 좀 못생긴 편이었습니다.

아니, 솔직히 말하면 쳐다보기 민망할 정도로 추남이었습니다.

나는 공주의 성격을 알고 있던지라 내심 조마조마했습니다.

하지만 그 성격이 어디 가겠습니까?

그냥 잠자코 있으면 오죽 좋으련만, 기어이 자기 생각을 입 밖으로 내뱉어버린 것입니다.

"그토록 아름다운 말들이 어쩜 저렇게 못생긴 그릇에 담겨 있을까?"

나름 빙 둘러서 표현한 게 이 모양입니다. 그것도 시인 앞에서.

꽤 불쾌했을 텐데 다행히 시인은 별 내색을 하지 않았습니다.

나는 분위기를 바꿔보려고 얼른 차를 내왔습니다.

시인은 기분을 달래려는 듯 차 대신 술을 청했습니다.

"이 궁궐에도 맛있는 술이 있겠죠?"

"그럼요. 아주 귀한 술이 있죠."

공주가 선반에 놓인 술병을 가리키며 말했습니다.

그러자 시인은 실망스럽다는 듯 고개를 저었습니다.
"저런, 고귀하신 공주님께서 그 귀한 술을 저런 보잘것없는 도자기 병에 담아두시다니. 적어도 금 술병이나 은 술병에 담아두실 줄 알았는데……."

공주의 낯빛이 살짝 붉어졌습니다. 자존심이 상한 거죠.
분위기도 그렇고 이래저래 불편했는지 시인은 곧 자리를 떴습니다. 예의상 붙잡는 시늉이라도 해야 했지만, 그냥 보내드릴 수밖에 없었습니다.

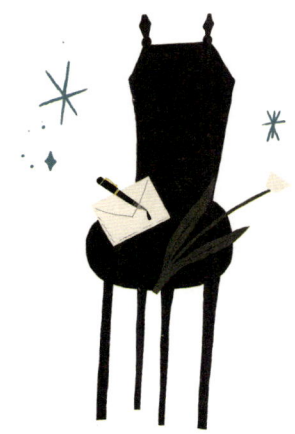

떠나기 전에 시인은 저에게 쪽지 하나를 살짝 건네줬습니다.
"나중에 혹시라도 공주님께서 저를 찾으시면 이 쪽지를 전해주십시오."

그날 저녁, 공주는 하인들을 시켜 술병을 몽땅 바꿨습니다.
도자기에 있던 술을 죄다 금 술병에 옮겨 담은 것입니다.
선반이 갑자기 번쩍번쩍 보석 진열장처럼 변했습니다.
화려하긴 했지만 예전의 소박한 맛은 모두 사라졌습니다.

몇 주일 지난 어느 날, 왕께서 모처럼 술상을 봐 오라고 하셨습니다.
그런데 술을 한 모금 마시더니 인상을 찌푸렸습니다.
"술맛이 왜 이래? 도대체 술을 어떻게 보관한 거냐?"
"공주님께서 금으로 된 술병에 옮겨 담으라고 하셔서……."
"뭐라고!"
난리가 났습니다.
아끼던 술을 엉망으로 만들어놨다며 호통을 치셨죠.
왕께서 공주에게 그렇게 화를 내신 건 처음이었습니다.

한바탕 혼쭐이 난 공주는 당장 시인을 불러오라고 했습니다.

나는 얼른 다가가 시인이 건네준 쪽지를 공주에게 전했습니다.
쪽지를 펼치는 순간 공주의 얼굴이 금세 붉어졌습니다.
쪽지에는 이렇게 적혀 있었습니다.

'공주님, 귀하고 값진 것이라고 해서 꼭 화려한 그릇에 담아둬야 하는 건 아니랍니다.'

아기에게 전하고 싶은
아름다운 가치 사전

아름다움, 깊은 곳에서 우러나와 멀리 오래 퍼지는 향기

눈 떴을 때 보이는 아름다움과
눈 감았을 때 보이는 아름다움이 있단다.

곧 시들어버리는 아름다움과
오래도록 향기로운 아름다움이 있단다.

뽐내고 싶은 아름다움과
숨어서 빛나는 아름다움이 있단다.

눈이 부신 아름다움과 영혼이 부신 아름다움,
어떤 아름다움을 선택할지는 취향의 자유란다.

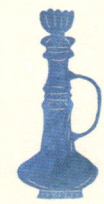

아기를 위한 여백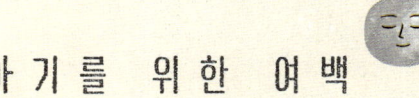

엄마 아빠가 가장 최근에 본 아름다운 모습은 이것이었단다.

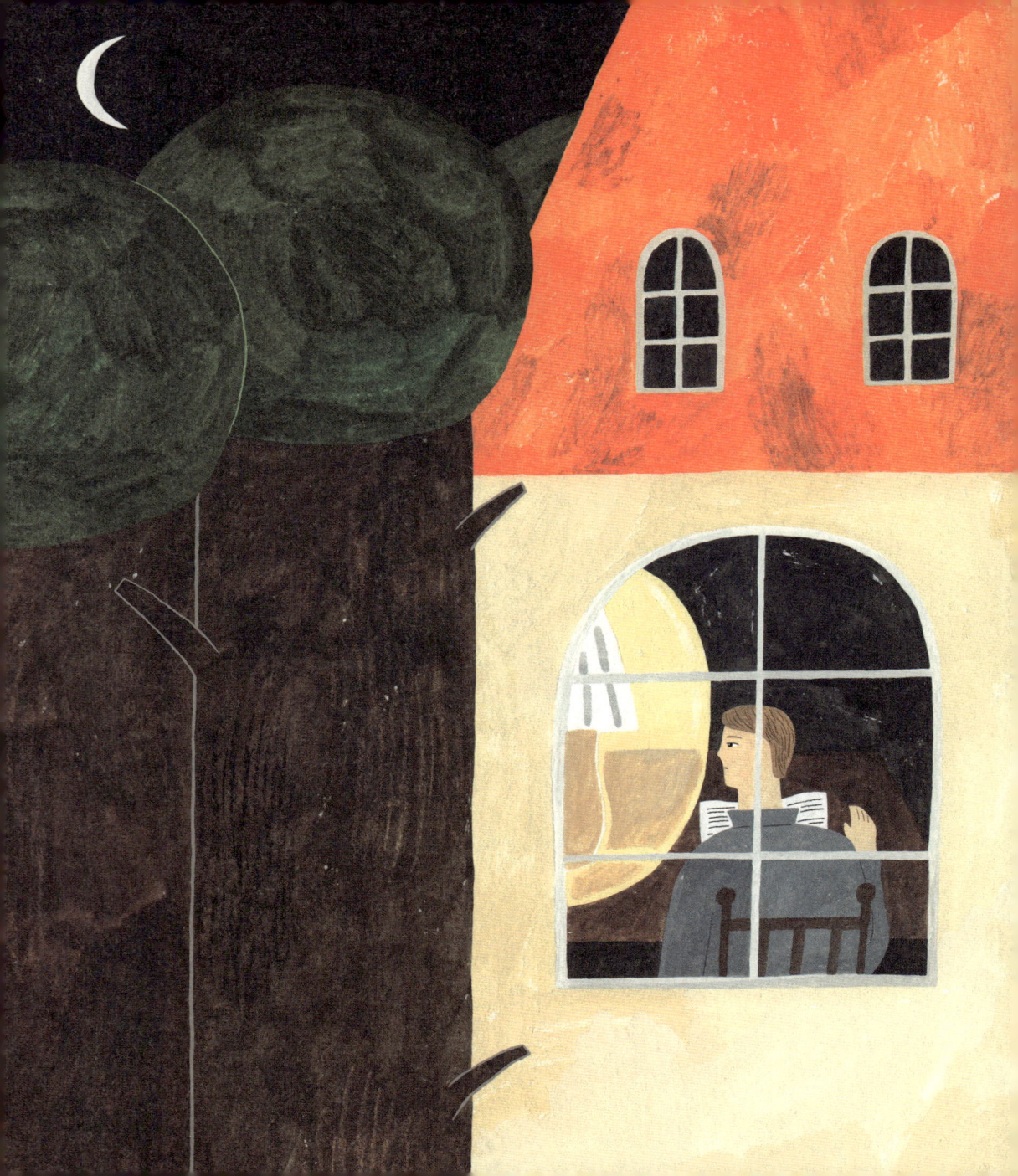

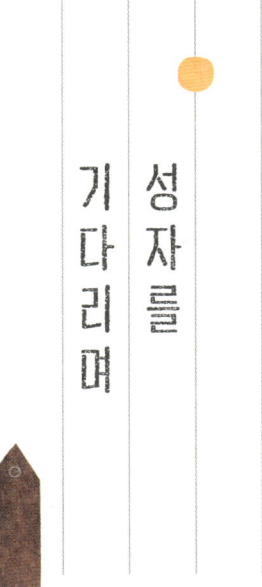

성자를 기다리며

유난히 책을 좋아하는 소년이 있었습니다.
소년은 온종일 아버지의 서재에 틀어박혀 책을 읽었습니다.
소년의 꿈은 아버지처럼 존경받는 랍비가 되는 것이었습니다.

어느 날 아버지가 물었습니다.
"아들아, 이 서재에서 가장 귀한 책 한 권을 고르라면 어떤 책을 고르겠느냐?"

소년은 망설임 없이 낡고 두꺼운 책 한 권을 꺼내 들었습니다.

그 책은 성서였습니다.

아버지는 고개를 끄덕이며 미소 지었습니다.

소년은 언제나 성서에 푹 빠져 지냈습니다.

거기엔 수많은 성자들이 등장했습니다.

소년은 그 성자들을 만나고 싶었습니다. 단지 책 속에서뿐만 아니라 실제로 그런 성자들을 만나 평생의 가르침을 받고 싶었던 것입니다.

"아버지, 성서에 나오는 성자들을 만날 수는 없을까요?"

아버지는 아들의 간절한 마음을 알고 있었습니다.

"글쎄다, 전설에 따르면 죽은 자들도 이따금 이승을 찾아올 때가 있다고 하더구나."

소년은 그 이야기를 믿었습니다.

"늘 바르고 경건한 마음으로 생활하다 보면 언젠가는 만날 날이 오지 않겠느냐."

아버지의 말에 소년의 얼굴이 밝아졌습니다.

그날 이후로 소년에게 창밖을 내다보는 버릇이 생겼습니다.

성서를 읽다가도, 밥을 먹거나 청소를 하다가도 소년은 목을 길게 빼고 창밖을 내다보곤 했습니다.

하지만 일 년이 지나도록 성자는커녕 성자처럼 보이는 사람조차 얼씬거리지 않았습니다.

"아버지, 언제쯤 성자를 만날 수 있을까요?"

소년이 물었습니다.

"오늘 사과나무를 심었다고 내일 당장 열매를 딸 수는 없지 않겠느냐. 인내심을 갖고 묵묵히 기다려보려무나."

다시 일 년이 흘렀습니다.

소년은 기다림에 지쳐갔습니다.

어느 날 누더기 차림의 거지가 문을 두드렸습니다.

소년이 문을 열어주자 거지가 말했습니다.

"오갈 데 없는 나그네입니다. 하룻밤 묵어갈 수 있겠는지요?"

소년은 고개를 저으며 대답했습니다.

"여기는 여관이 아닙니다. 저 아래 시장 쪽으로 가보세요."

거지는 고개를 숙이며 소년이 가리키는 곳으로 향했습니다.

그날 밤 소년의 아버지가 물었습니다.

"그래, 오늘 하루도 보람되게 보냈느냐?"

소년은 낮에 있었던 일을 아버지에게 들려주었습니다.

이야기가 끝나자 아버지는 창밖으로 고개를 돌리며 낮게 한숨지었습니다.

"아들아, 참으로 소중한 기회를 놓치고 말았구나."

"예? 그게 무슨 말씀이세요?"

"어쩌면 네가 돌려보낸 그분이 바로 성자였을지도 모를 텐데."

소년은 가슴이 내려앉는 기분이었습니다.

"아버지, 그럼 어떡하죠? 저는 이제 영영 성자를 뵐 수 없게 되는 건가요?"

소년은 아버지의 팔을 붙들고 말했습니다.

아버지는 아들의 간절한 얼굴을 쓰다듬으며 말했습니다.

"그렇지 않다. 기회는 또 찾아올 게야. 하지만 언제 어떻게, 어떤 모습으로 찾아올지는 아무도 알 수 없단다."

"그럼 어떻게 알아볼 수 있죠?"

소년이 물었습니다.

아버지는 아들의 눈을 들여다보며 말했습니다.

"기다림이 충분히 쌓이면 저절로 알게 될 날이 오겠지. 때가 되면 구태여 창밖을 내다보지 않아도 마음 깊은 곳에서 문 두드리는 소리가 들려올 게다."

아기에게 전하고 싶은
아름다운 가치 사전

성숙, 기다림 끝에 자신을 만나는 일

누군가를, 무언가를
오래도록 간절히 기다리다 보면
어느 순간 문득 나 자신을 만나게 된단다.

기다리던 누군가를, 기다리던 무언가를
꼭 만나지 않아도 좋을
'나'와의 만남으로도 충분해지는 순간.
기다림은 그렇게 완성되지.

기다림이란
떨어질 때를 기다리는 열매처럼
천천히 익어가는 일이란다.

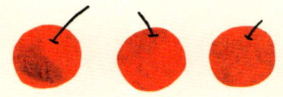

아기를 위한 여백

엄마 아빠는 지금 무엇을 기다리고 있을까?
간절히 기다리는 그 무언가를 위해 어떤 준비를 하고 있을까?

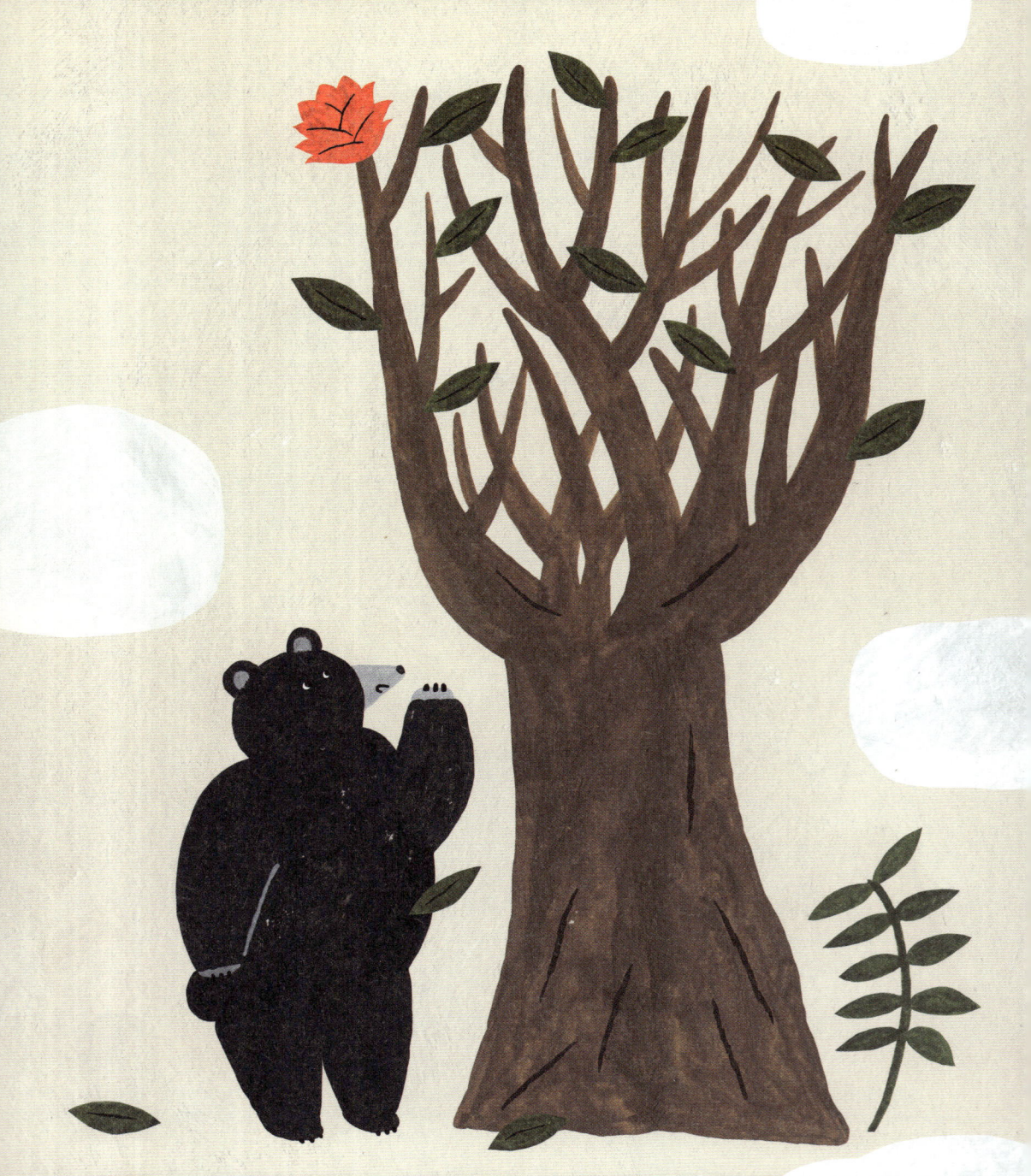

황제의 열매

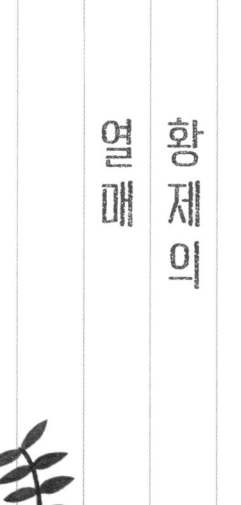

    어느 날 먼 나라에서 온 사신이 황제에게 진귀한 나무 한 그루를 선물했습니다.
    "흔한 나무가 아니옵니다. 설산의 깊은 골짜기에서 자라며, 평생 단 하나의 열매만 맺지요. 그 열매야말로 모든 병을 낫게 해주는 명약이옵니다."
    황제는 크게 기뻐하며 사신에게 금은보화를 내주었습니다.

깊은 설산에서 태어난 나무는 이제 황제의 정원에서 자라게 되었습니다.

왕실을 지키던 호위무사들도 정원으로 자리를 옮겨 밤낮없이 나무를 지켰습니다. 하지만 황제는 그들을 믿을 수 없었습니다.

'언제 열릴지 알 수 없는 열매이니 몰래 따 먹는다 한들 확인할 길이 없지 않은가?'

고민 끝에 황제는 호위무사들을 모두 물린 뒤 야곱과 이삭이라는 두 명의 파수꾼을 세웠습니다.

'아니, 저런 자들을 파수꾼으로 삼다니!'

신하들은 깜짝 놀랐습니다. 두 사람 다 몸이 온전하지 않았기 때문입니다.

야곱은 어릴 때 다리를 크게 다쳐 걸을 수 없었고,

이삭은 눈이 멀어 앞을 볼 수가 없었습니다.

'하긴 그렇군. 볼 수 없고 걸을 수 없는 자들이 어떻게 열매에 손을 댈 수 있단 말인가?'

신하들은 뒤늦게 황제의 깊은 뜻을 헤아리며 고개를 끄덕였습니다.

야곱과 이삭은 한시도 나무 곁을 떠나지 않았습니다.

잠도 끼니도 나무 아래 앉아 해결했습니다.

몸이 불편한 탓에 자리를 뜨거나 게으름을 피울 수도 없었습니다.

"사람이 나무를 지키는 건지, 나무가 사람을 지키는 건지 알 수가 없구먼."

신하들은 파수꾼들을 가리키며 킥킥거렸습니다.

야곱과 이삭은 나무처럼 한곳에 영원히 머물러 있어야 할 운명이었습니다.

한 해가 흘렀습니다.

앙상한 나뭇가지 끝에는 열매 대신 보름달만 둥그렇게 걸렸습니다.

"오늘 밤은 달이 참 밝구먼."

야곱이 중얼거렸습니다.

"이보게, 보름달은 어떻게 생겼나?"

이삭이 물었습니다.

야곱은 이삭의 손바닥에 동그라미를 그려가며 조곤조곤 설명해주었습니다.

"자네가 부럽군. 세상을 다 볼 수 있으니까."

이삭이 부러운 듯 중얼거렸습니다.

"아닐세, 나야말로 걸을 수 있는 자네가 부럽네."

야곱과 이삭은 서로를 부러워했습니다.

야곱은 평생 봐왔던 풍경들을 이삭에게 하나하나 설명해주느라 시간 가는 줄 몰랐습니다.
그렇게 또 한 해가 흘렀습니다.
앞을 볼 수 없는 이삭은 점점 더 넓은 세상을 상상하기 시작했습니다.
산은 어떻고 바다는 어떤지, 아득한 지평선과 수평선 너머에는 또 어떤 세상이 펼쳐져 있는지…….
하지만 야곱도 더 이상은 설명해줄 수 없었습니다.
수평선 너머로는 가본 적도, 갈 수도 없었기 때문입니다.
이루지 못할 꿈을 한탄하는 동안 계절이 또 바뀌었습니다.
계절이 바뀌어도 열매는 아직 열리지 않았습니다.

햇수로 삼 년째 되던 겨울,
차가운 달빛 아래 잔뜩 웅크린 채 꾸벅꾸벅 졸고 있던 두 사람의 머리 위로 눈이 내리기 시작했습니다.
첫 눈송이가 살며시 내려앉는 순간 나뭇가지가 파르르 떨렸습니다.
잠시 후 가지 끝에 작은 봉오리가 맺혔습니다.
설산 깊은 골짜기에서 나고 자란 나무가 이제야 그 신비로운 열매를 세상 밖으로 내보내기 시작한 것입니다.

"이보게, 열매가 열렸네. 열매가 열렸어!"

야곱은 떨리는 목소리로 이삭을 깨웠습니다.

겨울밤은 길었습니다.

두 사람은 모든 병을 낫게 한다는 신비로운 열매 아래 앉아 나직이 속삭였습니다.

저 열매를 먹으면 눈을 뜰 수 있을까.

저 열매를 먹으면 일어나 걸을 수 있을까.

아니, 우리가 저 열매를 따 먹을 수나 있을까.

황제의 열매를 탐하다니, 목숨이 아깝지 않은가.

하지만 평생 도망치며 살지언정 단 하루만이라도 두 눈으로 세상을 보고 싶고, 두 발로 대지를 박차며 달리고 싶었습니다.

달빛이 구름에 가렸습니다.

겨울밤은 길고 춥고 어두웠습니다.

그 어둠 속에서 두 사람은 마침내 뾰족한 수를 찾아냈습니다.

야곱이 이삭의 어깨에 올라타기로 한 것입니다.

이삭은 야곱을 목말 태운 채 열매에 다가가기 시작했습니다.

"오른쪽으로 조금만, 아니 왼쪽으로 살짝, 발을 좀더 곧추세워보게. 그래그래, 옳지!"

야곱은 이삭의 눈이 되고, 이삭은 야곱의 다리가 되었습니다.

잠시 후 이삭은 팔을 쭉 뻗어 기어코 열매를 손에 쥐었습니다.

두 사람은 열매를 반으로 갈라 정신없이 입에 넣었습니다.

그리고 기다렸습니다.

눈이 떠지기를, 다리가 곧게 펴지기를.

하지만 아무 일도 일어나지 않았습니다.

긴 겨울밤, 차가운 어둠이 서서히 걷힐 때까지 두 사람은 기다리고 또 기다렸습니다.

그러나 열매는…… 그저 평범한 열매일 뿐이었습니다.

'이제 어떡하나…….'

날이 밝아올 무렵, 두 사람은 도망치기로 마음먹었습니다.

쓸모없는 나무를 지키며 남은 평생을 허비하느니 차라리 멀리멀리 달아나 자유롭게 살기로 한 것입니다.

'전에는 왜 이런 생각을 못했을까?'

혼자서는 엄두도 내지 못하던 일이었지만, 이제 두 사람은 방법을 알게 되었습니다.
"그놈의 열매가 아주 쓸모없는 건 아니었구먼."
야곱이 이삭의 어깨에 올라타며 중얼거렸습니다.

눈 내린 이른 아침, 정원은 텅 비어 있었습니다.
앙상한 나뭇가지 위에는 눈만 잔뜩 쌓여 있었고,
하얀 눈 위로는 둘이서 만든 하나의 발자국만 길게 나 있었습니다.
그 위로 또 눈이 내리고 쌓여 발자국을 곱게 덮어주었습니다.

아기에게 전하고 싶은 아름다운 가치 사전

꿈, 행동이 생각을 업고 걷는 것

생각은 온 세상을 꿈꿀 수 있지만

걸을 수 없단다.

행동은 온 세상을 다닐 수 있지만

목적지가 없지.

생각 혼자서는 몽상에 그치고

행동 혼자서는 방황만 거듭할 뿐이란다.

둘이 합쳤을 때 비로소 의미 있는 발자국이 생기지.

행동이 생각을 업고 걸을 때

그 발자국은 꿈으로 이어지게 된단다.

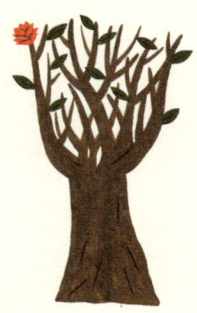

아기를 위한 여백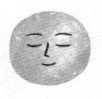

엄마 아빠의 꿈은 이런 것들이란다.
그 꿈을 위해 이런 노력들을 하고 있어.

예비 엄마, 아빠를 위한 필독서

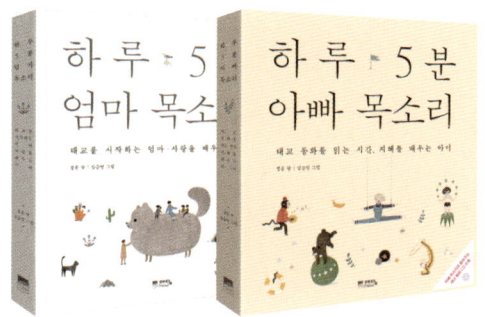

하루 5분 엄마 목소리
하루 5분 아빠 목소리

정홍 글 | 김승연 그림 | 각권 16,000원

태교 분야 베스트셀러, 부모들이 꿈꾸던 태교 동화!

'정서적으로 안정된 부모'와 '마음이 건강한 아이'에서 출발한 이 책은 각각 10편의 창작 동화가 실려 있습니다. 다양한 감정과 정서적 경험을 누릴 수 있는 특별한 태교 동화를 통해 '부모가 된다는 것'의 참된 의미를 생각해보는 소중한 시간을 만들어보세요.

지혜를 나누는 엄마 아빠 · 마음이 자라는 아이
하루 5분 탈무드 태교 동화

초판 1쇄 발행 2017년 6월 5일 **초판 25쇄 발행** 2025년 11월 18일

글 정홍 **그림** 애슝
펴낸이 최순영

출판1 본부장 한수미
라이프 팀장 곽지희

펴낸곳 ㈜위즈덤하우스 **출판등록** 2000년 5월 23일 제13-1071호
주소 서울특별시 마포구 양화로 19 합정오피스빌딩 17층
전화 02) 2179-5600 **홈페이지** www.wisdomhouse.co.kr

ISBN 979-11-86117-79-8 13590

* 이 책의 전부 또는 일부 내용을 재사용하려면 반드시 사전에 저작권자와 ㈜위즈덤하우스의 동의를 받아야 합니다.
* 인쇄·제작 및 유통상의 파본 도서는 구입하신 서점에서 바꿔드립니다.
* 책값은 뒤표지에 있습니다.